POST UND LONG COVID

DR. CHRISTINE ALLWANG
ALEXANDER BREDERECK • DR. ROBERT WEBER

Stiftung Warentest

INHALTS-VERZEICHNIS

6 Arbeitsplatz: Rechte kennen, Hilfe finden

Hilfe

Erklärung der Symbole

Jede farbige Textpassage bietet Ihnen spannende und besonders wissenswerte Zusatzinformationen. Diese Symbole zeigen Ihnen, was Sie hier erwartet.

Gut zu wissen | Achtung! | Verblüffendes | Eine kurze Anleitung | Aus der Forschung

DAS LEBEN GEHT WEITER – TROTZ LONG COVID

Eine Corona-Infektion, die bestehende Beschwerden nach sich zieht, teilt das Leben in ein Davor und Danach. Lesen Sie, was hinter der Erkrankung steckt: vom Begriff über die Wissenschaft bis hin zu Symptomen.

Was das Buch kann – und was nicht

Eines vorweg: Sie finden in diesem Ratgeber keine Wundermittel, dafür aber viele alltagstaugliche Hilfen, damit es Ihnen schon bald besser geht.

Wir starten mit einem kurzen Rückblick und dem Stand der Dinge. Dieses Buch ist in erster Linie ein Ratgeber, der Ihnen zunächst einen Überblick über aktuelle Definitionen und einige Fakten aus der medizinisch-wissenschaftlichen Forschung geben wird. Dieser Ratgeber ist ganz bewusst nicht als ein Ratgeber konzipiert, der im Detail auf die medizinischen Ursachen des Phänomens eingeht, da es dazu bereits einige Bücher gibt und noch viel entscheidender, weil das Thema Long Covid ein sehr schnelllebiges ist. Es kommen in kurzer Zeit immer wieder neue Erkenntnisse dazu, und bereits veröffentlichte Aussagen müssen dann konsequent revidiert oder verändert werden. Da dieses Buch im Sinne eines Ratgebers länger bestehen und Ihnen auch in einiger Zeit noch Unterstützung bieten soll, wird hier auf eine detaillierte medizinische Aufarbeitung verzichtet.

Dieses Buch wird sich in den folgenden Kapiteln verstärkt den psychosozialen Aspekten des Long-Covid-Syndroms widmen und Ihnen praktische Hinweise, Hilfestellungen und Übungen an die Hand geben. Diese sollen Ihnen Unterstützung bieten, mit Ihren derzeitigen Beschwerden besser umgehen zu lernen. Wir wollen Sie auch ermutigen, neue, Ihnen vielleicht noch nicht bekannte Methoden, zum Beispiel zum Stressmanagement, näher kennenzulernen und auszuprobieren. Immer mit dem Ziel, die neue Situation aktiv zu gestalten und Ihre Symptomatik zu verbessern.

Die beiden abschließenden Kapitel widmen sich rechtlichen Fragen, die sich im Zusammenhang mit einer Long-Covid-Erkrankung möglicherweise stellen. Zuerst geben wir Ihnen einen Überblick darüber, welche Leistungen Ihnen als Patientin oder Patient zustehen, wie Sie diese beantragen und gegebenenfalls juristisch einfordern. Abschließend erläutern wir, welche Rechte und Pflichten Sie als Arbeitnehmer haben und worauf Sie nun besonders achten sollten.

Was ist denn nun Long Covid?

Diese Frage ist noch nicht vollumfänglich zu beantworten. Es gibt verschiedene Hypothesen. Wir fassen den aktuellen Wissensstand kurz zusammen.

Long Covid ist ein komplexer, vielschichtiger und aktuell noch nicht vollständig verstandener Zustand, bei dem sowohl körperliche als auch psychische Ursachen eine Rolle spielen. Long-Covid-Betroffene leiden unter verschiedenen und anhaltenden Körperbeschwerden, die vier Wochen nach einer Infektion mit dem Coronavirus (SARS-CoV-2) fortbestehen.

ERSTMALS ERWÄHNT wurde der Begriff Long Covid im Mai 2020 von der Archäologin Elisa Perego auf Twitter. Sie nannte unter #LongCovid Symptome, die nach ihrer Covid-19-Infektion bestehen blieben und richtete damit die öffentliche Aufmerksamkeit auf dieses damals neue Phänomen. In sehr kurzer Zeit fanden sich daraufhin etliche Menschen, die an einer ähnlichen Symptomatik litten. Weltweit wurden Hilfsangebote geteilt, Therapien empfohlen und diskutiert.

Rasch kristallisierte sich heraus, dass es sich bei Long Covid um ein sehr ernstes und ernst zu nehmendes medizinisches sowie volkswirtschaftliches Problem handelt, dem man sich annehmen muss. Dank der steigenden Aufmerksamkeit in den verschiedenen sozialen Medien wurden mit einer gewissen Verzögerung auch Fachleute aus Wissenschaft, Medizin und Politik aufmerksam und begannen, sich diesem neuen Phänomen zu widmen. Schon bald gab es neben dem Begriff Long Covid auch den Begriff Post Covid. Da zunächst eine klare Definition und zeitliche Einordnung der Begriffe fehlte, geschah die Verwendung ungeordnet und unstrukturiert.

Das macht es bis heute schwierig bis unmöglich, die anfänglich veröffentlichten wissenschaftlichen Studien korrekt zu interpretieren oder miteinander zu vergleichen. Die in den Studien untersuchten Patientinnen und Patienten hatten bisweilen sehr unterschiedlich schwere Infektionsverläufe. Auch waren ihre Behandlungen unterschiedlich: von Intensivstation mit Beatmung bis hin zu Personen, die ihre Infektion zu Hause auskuriert und kaum Symptome verspürt hatten. Weil die Krankheitsverläufe so unterschiedlich waren, kann und darf man sie nicht miteinander vergleichen und schon gar nicht allgemein gültige Rückschlüsse daraus ziehen. Diese Studien haben also im wissenschaftlichen Sinne eine deutlich eingeschränkte Aussagekraft. Manchmal kann man auch gar keine Aussage zulassen, da zwei Dinge miteinander verglichen werden, die nicht vergleichbar sind. Es ist ein wenig so, als ob man Äpfel mit Birnen vergleicht.

Es vergingen viele Monate, bis es seit dem Hashtag-Begriff auf Twitter dann eine erste offiziell gültige Begriffsdefinition gab: Im Spätherbst 2020 wurden in der britischen NICE-Guideline die Begriffe „ongoing symptomatic Covid-19" (anhaltende Covid-19-Beschwerden), „post Covid-19 syndrome" (Post-Covid-19-Syndrom) und „Long-Covid" definiert. In Großbritannien veröffentlicht das National Institute for Health and Care Excellence (NICE) evidenzbasierte, also wissenschaftlich fundierte Leitlinien. Das in Deutschland entsprechende Gegenstück dazu ist die sogenannte S1-Leitlinie (siehe auch S. 115). Sie wurde mit inhaltlicher Anlehnung an die NICE-Guideline im Juli 2021 veröffentlicht, die überarbeitete zweite Version erschien im August 2022. Die Weltgesundheitsorganisation (WHO) veröffentlichte ihre Definition erst im Oktober 2021.

LEITLINIE: Sie gibt den aktuellen Wissensstand für die Diagnostik und Behandlung von Krankheiten wieder und entsteht durch einen systematisch aufgebauten wissenschaftlichen Prozess. An dem sind unterschiedliche Fachleute und Patientenvertreter/-innen beteiligt. Leitlinien enthalten Empfehlungen für bestimmte Therapien beziehungsweise auch dagegen. Sie bieten den Behandlern somit eine wissenschaftlich verlässliche und geprüfte Orientierung (Leitlinienstufen siehe S. 115).

Die Einordnung der Begriffe Long Covid und Post Covid folgt einer zeitlichen Logik, siehe S. 9. Direkt nach der Infektion mit dem Coronavirus gibt es eine akute Krankheitsphase, die nach vier Wochen endet. Ab der Dauer von vier Wochen spricht man von einer Long-Covid-Symptomatik. In der Zeitlinie der Long-Covid-Phase kann man nochmals unterscheiden zwischen einer anhaltenden Covid-19-Symptomatik (zwischen vier bis zwölf Wochen) und der sich daran anschließenden Phase, die als Post-Covid-Syndrom (ab zwölf Wochen) bezeichnet wird. In diesem Buch wird der Begriff „Long Covid" verwendet, „Post Covid" ist dabei immer mitgemeint.

Die Definition der WHO beschreibt Post-Covid-19 als einen Zustand, der normalerweise drei Monate nach vermuteter oder bestätigter SARS-CoV-2-Infektion auftritt, dessen Symptome für mindestens zwei Monate anhalten und der nicht durch eine andere Diagnose erklärt werden kann. Es werden verschiedene Symptome genannt, die einen generellen Einfluss auf unsere Lebensqualität haben (siehe S. 9). Die Symptome können nach einer Phase ohne Symptome neu auftreten oder nach der Infektion weiter fortbestehen. Symptome können sich in ihrer Intensität verändern.

Ein Problem der aktuellen Leitlinien ist die Verwendung unterschiedlicher Begrifflichkeiten. Ein zweiter kritisch zu beurteilender Punkt ist die Unschärfe der Definition, was insbesondere in der WHO-Definition klar wird: Schon im ersten Satz wird dort von einer „vermuteten oder bestätigten" Infektion gesprochen, die genannten Symptome sind unspezifisch, das heißt, dass es sich um Symptome handelt, die auch bei vielen anderen Krankheiten vorkommen – oder vorkommen, ohne einen Krankheitswert zu haben. All diese Punkte sind für trennscharfe Definitionen unüblich. Hier gilt es sicherlich, in der Zukunft eine klarere und eindeutige Sprachregelung zu finden.

Der letzte Punkt, der erwähnt werden sollte, ist die in allen drei Definitionen fehlende Berücksichtigung der ursprünglichen Schwere der Erkrankung. Das spielt aber im Sinne einer Erklärbarkeit mancher anhaltenden Beschwerden durchaus eine Rolle. Und es hat eine erhebliche Bedeutung für die Therapie und Behandlung der Betroffenen. So können Symptome nach schweren Verläufen im Sinne von Residualsymptomen erklärt werden. Das sind Symptome, die als Folge der Schwere der Erkrankung logisch nachvollziehbar sind. Sie bestehen über einen längeren Zeitraum fort, verbessern sich, wenn auch oft langsam. Unter diese Art Symptome würde man zum Beispiel anhaltende Lungenschäden zählen.

Ebenso können Symptome als Folge der Behandlung eingeordnet werden. Ein Beispiel dafür ist das Post-Intensive-Care-Syndrom, kurz PICS. Es bezeichnet ganz allgemein Symptome, die nach einer Behandlung auf der Intensivstation auftreten. PICS ist demnach nichts Covid-Spezifisches, sondern kann nach jeder intensivmedizinischen Behandlung auftreten. So eben auch nach einer Behandlung,

BESCHWERDEN IM FOKUS

Insgesamt werden bei einer akuten Covid-Infektion und auch Long Covid mehr als 200 Symptome beschrieben.

SEHR HÄUFIG

- Fatigue (schnelle Erschöpfbarkeit)
- Kurzatmigkeit
- Leistungs-/Aktivitätseinschränkung
- Kopfschmerzen
- Riech- und Schmeckstörungen

HÄUFIG

- Husten
- Schlafstörungen
- Depressive Verstimmung
- Angstsymptomatik
- PTBS-Symptome
- Allgemeine Schmerzen
- Verändertes Atemmuster
- Kognitive Einschränkungen
- Herzrasen
- Haarausfall

SELTEN

- Lähmungen und Sensibilitätsstörungen
- Schwindel
- Übelkeit
- Diarrhoe
- Appetitverlust
- Tinnitus
- Ohrenschmerzen
- Stimmverlust
- Palpitationen

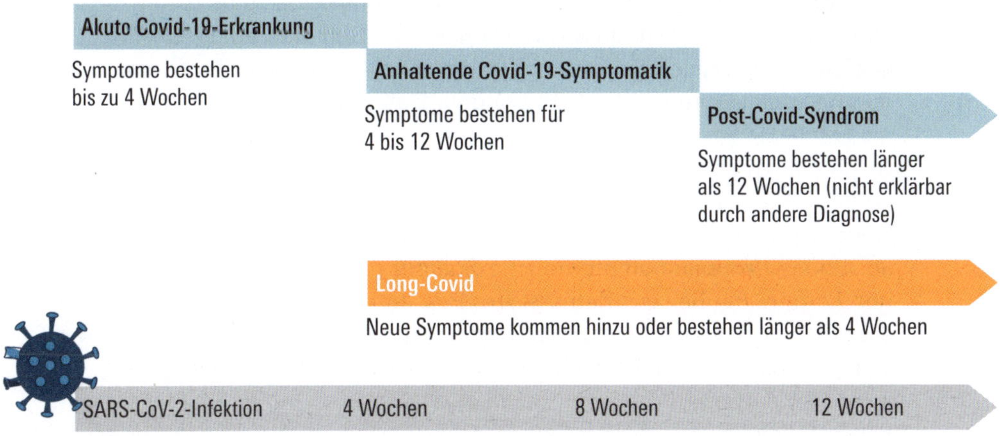

deren Ursache eine Corona-Infektion gewesen ist. Bei PICS können auch psychische, körperliche und kognitive Symptome auftreten. Sie schränken die Lebensqualität der Betroffenen erheblich ein. Die psychischen Beschwerden ähneln denen einer posttraumatischen Belastungsstörung (etwa Wiedererleben, Schreckhaftigkeit, Albträume). An körperlichen Symptomen werden Muskelschwäche oder auch eine stark verminderte Belastbarkeit genannt. Die kognitiven Einschränkungen betreffen zum Beispiel die Konzentration und Merkfähigkeit.

„KOGNITION" bezeichnet die Fähigkeiten des Menschen, die für Wahrnehmung, Erkennen, Lernen, Denken und Wissen stehen. Der Begriff kognitiv kommt aus dem Lateinischen „cognoscere" (= wissen, erkennen).

Bei den beiden zuvor genannten Gruppen, also denjenigen, die unter anhaltenden Symptomen leiden, die durch die Schwere der Infektion verursacht wurden, sowie diejenigen, die unter Symptomen leiden, die durch die Behandlung verursacht wurden, sind Veränderungen im Körper durch diagnostische Untersuchungen messbar. Das bedeutet, dass man eine direkte Erklärung für die Symptome hat.

Demgegenüber steht die dritte Gruppe an Betroffenen, die nach leichten bis mittelschweren Verläufen einer Corona-Infektion unter vielen verschiedenen anhaltenden Körperbeschwerden leidet, für die es kein hinreichendes (siehe auch S. 11) organisches „Korrelat" gibt. Das heißt, es gibt keine ausreichend große und messbare Veränderung von zum Beispiel Blutwerten oder Veränderungen in den Organen wie dem Herzen oder der Lunge, die die Stärke der Beschwerden ausreichend erklären können. Man findet bei ihnen zwar durchaus Veränderungen, diese sind oft jedoch nicht stark genug, um das Ausmaß der wahrgenommenen Belastung zu erklären.

Die letzte Gruppe stellt die Hauptgruppe der Betroffenen dar. Sie ist für die behandelnden Ärztinnen und Ärzte eine große Herausforderung, denn sie sehen Menschen, denen es sehr schlecht geht, die lange krankgeschrieben sind oder sogar berentet werden mussten, aber sie finden keine offensichtliche Erklärung. Sie spüren die Not und Unzufriedenheit der Betroffenen. Und auf beiden Seiten besteht ein gewisser Druck, etwas zu verändern beziehungsweise verbessern zu wollen. Die Betroffenen wünschen sich, dass die Symptome verschwinden oder zumindest weniger werden, und die Behandler haben hierfür allerdings kein Rezept.

Anstelle weiterer unnötiger Untersuchungen wäre es wünschenswert, dass Ärztinnen und Ärzte offen mit den Patientinnen und Patienten sprechen. Dass sie zum aktuellen Zeitpunkt zwar die Symptome behandeln können, aber nicht die Ursache der Symptomatik. Es werden im Zusammenhang mit Long Covid zwar auch verschiedene Medikamente und Behandlungsmethoden getestet, bei denen ist aber noch unklar, ob und wenn ja, auf welche Weise sie wirken. Auch in diesem Fall ist ein transparentes Vorgehen der Behandler wünschenswert und wichtig. In letzterem Fall handelt es sich entweder um einen sogenannten Off-Label-Gebrauch von Medikamenten oder um Heilversuche (siehe S. 18/19 und Kapitel 6, S. 115).

WEITERFORSCHEN IST WICHTIG. Um später einmal passgenauere Lösungen für die Therapie von Long Covid zu haben, ist es wichtig, die somatische und psychosomatische Forschung weiterzuführen. Bis dahin heißt es aber, bereits etablierte und geprüfte Therapien und Behandlungen zu nutzen, die sich in anderen Kontexten mit ähnlichen Symptomkonstellationen als hilfreich erwiesen haben.

An dieser Stelle soll noch auf die Wichtigkeit des Begriffes „hinreichend“ (von S. 10) im Zusammenhang mit Körperbeschwerden eingegangen werden. Warum ist dieses Wort spielentscheidend? Ein veränderter medizinischer Messwert (etwa im Blut, bei der Herzfrequenz und vielem mehr) an sich muss nicht heißen, dass der Patient automatisch etwas spürt. Umgekehrt muss ein nur wenig veränderter Wert auch nicht heißen, dass es keine Beschwerden gibt. Darum ist es wichtig zu schauen, ob die Größe der Veränderung so ausgeprägt ist, dass sie das Ausmaß der Beschwerden dieser Person hinreichend erklären kann – oder nicht.

Bei vielen Long-Covid-Betroffenen ist Letzteres häufig der Fall. Man sieht entweder völlig normale oder nur geringfügig veränderte Werte. Die Werte sind also nicht hinreichend verändert, um die Schwere der Beschwerden zu erklären. Trotzdem geht es der betroffenen Person sehr schlecht, schlechter als der Blick auf die Werte vermuten lässt. Leider machen viele dann die Erfahrung, dass sie von Ärztinnen oder Ärzten nicht ernst genommen werden. Teilweise verläuft das Arzt-Patienten-Gespräch auch ungünstig: „Sie haben nichts!“ „Alle Befunde sind völlig unauffällig, Sie können gar keine Beschwerden haben.“ Das ist unerfreulich und frustrierend. Ein

Zustand, mit dem Fachärztinnen und Fachärzte für psychosomatische Medizin und Psychotherapie leider gut vertraut sind. Denn nicht selten werden diese Patientinnen und Patienten dann in die Psychosomatik „abgeschoben", ohne dass es eine ausreichende Erklärung für diese Empfehlung gibt. Kommt ein solcher Patient oder eine solche Patientin dann tatsächlich in der Psychosomatik an, ist erst einmal Aufklärungsarbeit notwendig: Was passiert hier? Welche Behandlungsansätze gibt es in der Psychosomatik?

Für Fachleute der Psychosomatik steht nicht im Vordergrund, wie stark die Werte tatsächlich verändert sind, sondern dass es anhaltende Körperbeschwerden gibt und es der betroffenen Person nicht gut geht. Die Ursache dafür ist zweitrangig. Dieses Konzept und die Denkweise der psychosomatischen Medizin sowie deren Behandlungsansätze sind oft nicht leicht zu vermitteln. Mehr hierzu erfahren Sie ab S. 96 („Long Covid und unsere Psyche").

Fazit: Die therapeutische Herangehensweise hängt maßgeblich vom ursprünglichen Krankheitsverlauf und den Symptomen ab, die nach der akuten Infektion noch vorhanden sind. Es wäre sehr zu begrüßen, wenn diese Betrachtungen in zukünftige therapeutische Überlegungen und Definitionen in Leitlinien mit einfließen würden, um Behandlungsempfehlungen besser an die entsprechende Patientengruppe anpassen zu können. Trotz der nun vorhandenen offiziellen Definitionen kommt es immer noch zu einer Vermischung der Begriffe. In neueren Studien achtet man nun sehr auf die Vergleichbarkeit der untersuchten Teilnehmerinnen und Teilnehmer und wird demnach verlässlichere Aussagen machen können (siehe S. 6).

Die Macht von Worten

Welche Wirkung haben Wörter und Begriffe auf die Erwartung derjenigen, die diese hören? Es gab anfänglich durchaus Diskussionen darüber, welche Botschaft die Wörter Long Covid und Post Covid vermitteln. Post Covid heißt wörtlich übersetzt „nach Covid". Es beschreibt neutral einen Zustand nach einer Corona-Infektion. Diese nüchterne Beschreibung löst bei Betroffenen nicht direkt und automatisch negative Gedanken aus.

Der Begriff Long Covid, also „langanhaltendes Covid", vermittelt, dass es sich um einen Zustand handelt, der lange, ja womöglich unendlich lange anhalten kann und nicht mehr verschwindet. Aus der Noceboforschung weiß man, dass eine negative Erwartung den Umgang mit einer Sache beziehungsweise die Reaktion auf eine Sache durchaus ungünstig beeinflussen kann. Bezogen auf Long Covid heißt das, dass eine Person, die eine Corona-Infektion erlebt, die Erwartung hat, nach der Infektion womöglich an Long Covid zu leiden. Zu diesem „schädlichen" Einfluss der Erwartung gibt es bereits Studien, die zeigen konnten, dass die Erwartung, nach einer Infektion an anhaltenden Körperbeschwerden, also eines der Merkmale einer Long-Covid-Symptomatik zu leiden, einen höheren Vorhersagewert hat als die tatsächlich durchgemachte Infektion.

NOCEBOEFFEKT beschreibt das Phänomen, dass man einem Medikament eine schlechte oder schädliche Wirkung zuschreibt und diese spürt, obwohl man lediglich ein Scheinmedikament ohne Wirkstoff erhalten hat. Die negative Erwartungshaltung sorgt für den vermeintlich negativen Effekt. Man kreiert eine kausale Verknüpfung, also einen direkten Zusammenhang zwischen Ursache (Medikament) und Wirkung (körperliche Symptome) zweier Dinge, obwohl es faktisch keinen direkten Zusammenhang gibt.

Das Gegenteil vom Noceboeffekt ist der Placeboeffekt. Ein Medikament wirkt, obwohl kein Wirkstoff darin enthalten ist, da die Einstellung der betroffenen Person eine positive ist.

Wer ist betroffen?

Es hat sich mittlerweile klar gezeigt, dass es vor allem jüngere Menschen trifft, in der Regel zwischen 20 bis 50 Jahren. Kinder und Ältere sind zwar auch betroffen, aber zahlenmäßig weniger. Fast immer sind es Menschen, die vor der Covid-Erkrankung sehr aktiv und leistungsstark gewesen sind. Wenn man so will, standen sie mit mehr als zwei Beinen im Leben. Sie sind bisher gesund gewesen, hatten keine Erfahrung mit längeren oder chronischen Krankheiten. Und es sind deutlich mehr Frauen als Männer betroffen.

In breit angelegten und in ihren Ergebnissen belastbaren Studien konnten mittlerweile auch zahlreiche Vulnerabilitätsfaktoren

WIE ENTSTEHT LONG COVID? FÜNF HYPOTHESEN

Bislang gibt es nur Vermutungen, was die Beschwerden bedingt und aufrechterhält. Im Folgenden erläutern wir die wichtigsten fünf.

VIRUSPERSISTENZ

Hinter der Hypothese der Viruspersistenz steht die Idee, dass Teile des Coronavirus weiter im Körper existieren, auch wenn die akute Infektion abgeklungen ist und die akuten Krankheitssymptome verschwunden sind. Diese Bestandteile werden vom Körper als fremd erkannt und sind dafür verantwortlich, dass der Körper mit einer chronisch anhaltenden Immunreaktion reagiert.

AUTOIMMUNITÄT

Die Hypothese der Autoimmunität bezieht sich auf die Vermutung, dass es bei den Betroffenen Autoantikörper gibt. Also Antikörper, die sich gegen den eigenen Körper richten. Das führt zu einer Fehlfunktion bestimmter Organe (Organdysfunktion) oder auch dazu, dass eine allgemeine Entzündungsreaktion anhaltend vorhanden ist.

DYSBIOSE

Die Hypothese der Dysbiose beschreibt eine Schieflage im Mikrobiom des Magen-Darm-Systems. Hier wird vermutet, dass es bei den Betroffenen Bakterienstämme im Magen-Darm-System gibt, die Entzündungsstoffe produzieren und diese dann in den Körper abgeben. Dadurch kann es an verschiedenen Stellen im Körper zu Entzündungsreaktionen kommen.

GEWEBESCHÄDEN

Die Hypothese zu Gewebeschäden, die durch das Virus verursacht wurden, bezieht sich vor allem auf die Betroffenen, die im Rahmen der akuten Infektion schwer krank waren und bei denen das Virus einen Schaden in verschiedenen Organsystemen oder auch den Blutgefäßen verursacht hat, der die anhaltenden Beschwerden erklärt.

PSYCHOSOZIALE FAKTOREN

Die Hypothese der psychosozialen Faktoren geht davon aus, dass psychosozialer Stress dazu beitragen kann, anfälliger für das Auftreten und Fortbestehen von Körperbeschwerden nach einer Corona-Infektion zu sein. Es bedeutet explizit nicht, dass Long Covid eine psychisch verursachte Erkrankung ist.

Die vorgestellten Hypothesen schließen sich nicht gegenseitig aus, sondern können auch in Kombination vorkommen.

(siehe auch S. 101) für die Entwicklung einer Long-Covid-Symptomatik erforscht werden. Also Faktoren, die mich „verwundbar" (vulnerabel) machen, Long Covid zu bekommen. Hierzu zählen neben bekannten internistischen Risikofaktoren wie etwa Bluthochdruck oder Asthma auch ein hoher psychosozialer Disstress (= negativ empfundener Stress) im Vorfeld der Corona-Infektion sowie somatische und psychosomatische Vorerkrankungen.

Gerade den psychosozialen Faktoren wurde anfangs keine oder zumindest zu wenig Aufmerksamkeit geschenkt. Mittlerweile finden sie aber in wissenschaftlichen Überlegungen sowie in der Erarbeitung entsprechender Therapien Gehör.

In einer Studie mit über 54 000 Teilnehmenden konnte gezeigt werden, dass sich das Risiko, unter Long Covid zu leiden, um 50 Prozent erhöht, wenn im Vorfeld der Infektion zwei psychosoziale Disstress-Faktoren vorhanden waren. Als Disstress-Faktoren wurden in diesem Fall depressive Symptome und Angstsymptome, Sorge vor Covid-19, allgemeines Stresserleben und Einsamkeit untersucht. Bei der untersuchten Gruppe handelte es sich nicht um Menschen mit einer psychischen Vorerkrankung, sondern um psychisch Gesunde, was für die Interpretation der Ergebnisse wichtig ist. Denn es wird immer wieder hinterfragt, ob Menschen, die an Long Covid leiden, bereits im Vorfeld eine psychologische, psychosomatische oder psychiatrische Diagnose hatten. Das trifft zwar für einen Teil der Betroffenen zu, aber nicht für alle. Wie groß dieser Teil ist, ist Gegenstand aktueller Studien.

Zusammenfassend lässt sich bis hierhin sagen: Die Wichtigkeit psychosozialer Faktoren heißt nicht, dass es sich bei Long Covid um eine psychologisch-psychosomatisch verursachte Problematik oder Erkrankung handelt, sondern dass diese Faktoren eine wichtige Rolle spielen und deswegen berücksichtigt werden müssen, um den Betroffenen eine ganzheitliche und angemessene Therapie zukommen lassen zu können.

Negiert man die Bedeutung dieser Faktoren, wird man den Betroffenen nicht gerecht. Sie werden sozusagen an einem Teil der Problematik vorbei behandelt beziehungsweise nur als halber Mensch. Denn unabhängig von der Ursache anhaltender Körperbeschwerden, also unabhängig, ob diese durch eine akute oder chronische Erkrankung verursacht sind oder ohne ein hinreichendes körperliches Korrelat bestehen, sind diese immer auch durch psychosoziale Faktoren mitbestimmt.

Die Beschwerden – ein weites Feld

Die Beschwerden, die im Rahmen von Long Covid auftreten, sind mannigfaltig. Schauen wir sie uns einmal genauer an.

Es gibt Kernsymptome, die bei fast allen Betroffenen auftreten. Darüber hinaus gibt es eine ganze Reihe weiterer möglicher Symptome, in Studien werden über 200 verschiedene beschrieben. Diese Zahl zeigt, wie unspezifisch und komplex die Long-Covid-Symptomatik ist. Es gibt aber auch Beobachtungen, dass viele Symptome mit einer Corona-Infektion in Verbindung gebracht werden und dann überhäufig als Long-Covid-Symptomatik deklariert werden, obwohl sie nichts damit zu tun haben. Es kann sich entweder um Symptome handeln, die zufällig und ohne einen Krankheitswert zu haben auftreten, oder um solche, die zu einer anderen Krankheit gehören.
Das bringt zwei Probleme mit sich. Zum einen werden Körperbeschwerden eben mehr oder weniger automatisch mit Long Covid in Verbindung gebracht. Das betrifft auch Körperbeschwerden, die womöglich schon vor der Infektion bestanden haben, jedoch nicht oder nicht mit einer solchen Aufmerksamkeit beachtet wurden und in aller Regel harmlos sind. Es geschieht also fachsprachlich ausgedrückt eine gewisse „Fehlattribution" dieser Beschwerden.

Zum anderen kommt es vor, dass Beschwerden ärztlich nicht mehr ausreichend abgeklärt werden, wenn in der Anamnese, also der Krankengeschichte, deutlich wird, dass der Patient oder die Patientin eine Corona-Infektion hatte. Das ist gefährlich, denn Körperbeschwerden gehören abgeklärt und können nicht einfach automatisch einer durchgemachten Corona-Infektion zugeschrieben werden. Bevor man die Beschwerden so einordnet, muss sichergestellt werden, dass sich dahinter keine bedrohliche und/oder behandlungsbedürftige Erkrankung verbirgt.

Kleiner Tipp: Führen Sie eine Art Symptomtagebuch – siehe dazu auch Sonderseite S. 24. Ein solches Tagebuch kann Sie und Ihre Ärztin bei der Spurensuche sowie Behandlung sehr unterstützen.

Klar zu sagen ist aber auch, dass Körperbeschwerden in der Allgemeinbevölkerung sehr oft vorkommen und vielfach nicht erklärt werden können. Nicht jedes Symptom ist automatisch gefährlich, die meisten sind eher harmlos und es besteht kein Handlungsbedarf.

AUS DER FORSCHUNG: Bis zu 95 Prozent der Allgemeinbevölkerung in Industrieländern gibt an, pro Woche unter mindestens einer milden, meist kurz dauernden Körperbeschwerde zu leiden. Und in einer Hausarztpraxis berichten 40 bis 49 Prozent aller Patienten und Patientinnen über mindestens ein Symptom oder eine Beschwerde, für die es keine medizinische Erklärung gibt.

Das Fehlen einer Erklärung bedeutet im Umkehrschluss aber nicht, dass der Betroffene nicht unter den Beschwerden leidet und diese ihn einschränken beziehungsweise einen deutlich spürbaren Einfluss auf die Lebensqualität haben können.

Wie wird diagnostiziert?

Die Diagnose Long Covid ist aktuell eine sogenannte Ausschlussdiagnose. Das bedeutet, dass das Vorhandensein anderer Krankheiten, die die vorliegenden Symptome und Körperbeschwerden erklären könnten, durch eine umfängliche Diagnostik ärztlich ausgeschlossen wurde. Wie im vorherigen Abschnitt erwähnt, handelt es sich bei den Beschwerden, die mit Long Covid einhergehen, um unspezifische Beschwerden. Das bedeutet, dass die vorhandenen Symptome nicht typisch für eine bestimmte Krankheit sind, sondern auch bei vielen anderen Erkrankungen – oder auch ganz ohne einen Krankheitswert zu haben – auftreten können.

Wichtig zu wissen: Es gibt nach wie vor keine spezifischen Marker oder Werte im Blut, die eine Long-Covid-Symptomatik sicher diagnostizieren können. Und in der Bildgebung – also im Ultraschall, im Röntgen, beim CT oder MRT – sieht man keine Veränderungen, die die Diagnose sicher bestätigen können.

Natürlich kann es sein, dass manche der Werte leicht verändert sind. In der Regel sind die Veränderungen aber zu gering, als dass sie einen Krankheitswert haben. Deswegen darf man bei einer seriösen ärztlichen Diagnostik einen veränderten Wert nicht linear mit

Long Covid in Verbindung bringen. Im Kontext von Long Covid werden bei vielen Betroffenen auch Werte bestimmt (etwa Messung von Autoantikörpern), die eine Veränderung zeigen, bei denen der Arzt jedoch keinen Vergleichswert aus der Zeit vor der Corona-Infektion hat. Man kann hier natürlich die Aussage machen, dass es sich um einen veränderten Parameter handelt. Man kann das aber nicht direkt mit der Corona-Infektion in Verbindung bringen oder die Infektion dafür verantwortlich machen. Letzteres geschieht leider häufig. Hier gilt es abzuwarten, was die Forschung herausfinden wird. Falls sich ein Zusammenhang wissenschaftlich sicher bestätigt, kann der ein weiterer Ansatzpunkt für Therapien sein. Bis dahin handelt es sich bei diesen Therapien um sogenannte Heilversuche oder um den Off-Label-Gebrauch eines entsprechenden Präparates.

Eine Art Heilversuch ist der Off-Label-Gebrauch eines Arzneimittels (siehe S. 19). Das bedeutet, dass die Behandler den Patientinnen und Patienten nach entsprechender Information entweder Arzneimittel verordnen oder empfehlen, die ursprünglich allein für eine andere Krankheit, sprich für einen anderen Anwendungsbereich, eine Zulassung haben. Es kann auch bedeuten, dass man in der Behandlung von der empfohlenen Dosierung abweicht.

Im Folgenden sollen die häufigsten Symptome, die im Zusammenhang mit Long Covid auftreten, dargestellt und soweit möglich eingeordnet werden. Die Beschreibung der Symptome bezieht sich hier ausdrücklich auf die Fälle, in denen keine hinreichende organische Ursache für die Beschwerden gefunden werden kann. Beschwerden und Symptome, die eine entsprechend messbare oder darstellbare Veränderung als Ursache haben, sollen nicht Bestandteil dieses Ratgebers sein.

Fatigue und ihre Varianten

Mit Abstand am häufigsten und bei mehr oder weniger allen Betroffenen besteht eine starke körperliche und geistige Erschöpfung, eine sogenannte Fatigue oder Fatigue-Symptomatik. Die Erschöpfung, die im Zusammenhang mit Long Covid auftritt, ist eine chronische Erschöpfung. Sie ist nicht mit einer „normalen" Erschöpfung zu vergleichen, wie man sie vielleicht aus anderen Zusammenhängen kennt. Die chronische Erschöpfung (CFS, Chronisches Fatigue-Syndrom) tritt zum Beispiel auch nach akuten Infektionen wie dem

OFF-LABEL-GEBRAUCH

Wird ein Medikament anders eingesetzt, als wofür es offiziell bestimmt ist, sollte das gut begründet werden können.

EVIDENZLAGE

Gibt es qualitativ hochwertige Daten, die die Anwendung unterstützen (Wirkung und Nebenwirkungsprofil)?

ja ↓

routinemäßiger Off-Label-Einsatz gerechtfertigt

↓

- normales Prozedere (Aufklärung über Therapie)
- zusätzliche Aspekte des Off-Label-Gebrauchs ansprechen
- in manchen Fällen kann es hilfreich sein, den Informationsprozess des Patienten zu dokumentieren oder die schriftliche Zustimmung einzuholen

nein ↓

routinemäßiger Off-Label-Einsatz **nicht** gerechtfertigt.

↓

Anwendung im Ausnahmefall für einzelnen Patienten, wenn

- eine schwerwiegende Erkrankung vorliegt

und

- die Datenlage einen möglichen Nutzen stützt

und

- der potenzielle Nutzen größer als die potenziellen Risiken ist

und

- die Standardtherapie versucht wurde oder nicht angemessen ist

und

- der Behandlung zugestimmt wurde

oder

Anwendung im Rahmen einer Studie oder Anwendungsbeobachtung

Pfeifferschen Drüsenfieber, im Rahmen von chronischen neurologischen Erkrankungen wie etwa Multiple Sklerose oder im Zusammenhang mit Rheuma auf. Daneben besteht beispielsweise bei Krebs durch die Krankheit an sich oder die Behandlung oftmals eine ausgeprägte Fatigue-Symptomatik. Sie sehen also, dass es durchaus sehr unterschiedliche Ursachen für diese Erschöpfungssymptomatik gibt.

Dauert die Fatigue-Symptomatik länger als sechs Monate an, spricht man von CFS. Es kann nicht mittels Labortests oder spezieller Biomarker diagnostiziert werden. Es gibt auch kein diagnostisches Bildgebungsverfahren. Die Diagnose geschieht durch die klinische Untersuchung und indem andere Erkrankungen, die eine ebensolche Symptomatik auslösen können, ausgeschlossen werden. Obwohl viele Ärzte, insbesondere Immunologen und Infektiologen, nach einer Ursache für CFS im Zusammenhang mit Virusinfektionen forschen, gibt es bisher keinen handfesten Beweis dafür. Es gibt zwar Hinweise und daraus entstehende Hypothesen, aber noch keine wissenschaftlich belastbaren Zusammenhänge zwischen einer chronischen Erschöpfungssymptomatik und einer Störung des Immunsystems.

Die chronische Erschöpfung erleben auch Long-Covid-Betroffene. Sie beschreiben ebenfalls eine bleierne Müdigkeit und tiefe Erschöpfung. Ihren Aufgaben können sie auch mit großer Willensanstrengung kaum nachkommen. Sie fühlen sich wie erschlagen. Dies bezieht sich zum einen auf die rein körperliche Kraft und Leistungsfähigkeit, zum anderen aber auch auf das Denken und die Konzentration, also die geistige Leistungsfähigkeit. Es handelt sich gleichsam um eine körperliche wie geistige und seelische Erschöpfung. Das Auftreten der Erschöpfung ist nicht immer mit einer vorangegangenen Anstrengung verknüpft. Sie tritt teilweise, aber auch spontan oder zeitlich verzögert auf. Insgesamt ist die Lebensqualität der Betroffenen stark beeinträchtigt.

FATIGUE IST NICHT ERSCHÖPFUNG: Die hier beschriebene Fatigue unterscheidet sich von einer „normalen" Erschöpfung, wie zum Beispiel nach einer starken körperlichen Anstrengung. Und zwar indem sich der Erschöpfungszustand nicht durch Schlaf und/oder ausreichende Ruhephasen verbessert. Er besteht sozusagen chronisch und ist nur schwer beeinflussbar. Die „Batterien" des Körpers sind nie voll und können durch Erholung auch nicht vollständig geladen werden.

Die Schwere der Fatigue lässt sich mit bestimmten Fragebögen messen, was auch empfohlen wird, um eine Einschätzung über das Maß der Beeinträchtigung zu erhalten.

Aus dem Umgang mit Patientinnen und Patienten, bei denen andere Erkrankungen ursächlich sind, weiß man bereits, dass die Fatigue-Symptomatik für die Betroffenen sehr belastend ist, teilweise auch als quälend beschrieben wird. Neben somatischen Ansätzen, die in der Behandlung versucht werden, gibt es auch einige psychologisch-therapeutische Ansätze, die sich dem Thema Fatigue widmen und die nun in Bezug auf Long Covid Anwendung finden.

Die schwerste Form der chronischen Erschöpfung ist ME/CFS. Diese Abkürzung steht für Myalgische Encephalomyelitis/Chronic Fatigue Syndrom. Diese Form der Erschöpfung tritt auch bei einem Teil der Long-Covid-Betroffenen auf. Neben der ausgeprägt vorhandenen Erschöpfung ist das entscheidende Kriterium für die Diagnose von ME/CFS die sogenannte PEM-Symptomatik. PEM bedeutet Post-Exertional Malaise oder auch Belastungsintoleranz, was eine massive Zustandsverschlechterung nach körperlicher oder auch geistiger Anstrengung bedeutet.

Welche Art und welches Ausmaß an Anstrengung die PEM-Symptomatik auslöst, kann nicht pauschal definiert werden. Sie ist von Mensch zu Mensch unterschiedlich. Diese Verschlechterung tritt meist nicht direkt nach der Tätigkeit auf, sondern bis zu 48 Stunden verspätet und sie hält mindestens 14 Stunden lang an. Beschwerden, die im Rahmen der PEM-Symptomatik berichtet werden, sind – neben der ausgeprägten Erschöpfung und Schwäche – Muskelschmerzen sowie grippeartige Symptome. Des Weiteren werden ausgeprägte kognitive Störungen, eine Störung des autonomen Nervensystems (autonome Dysfunktion), mit der Folge einer orthostatischen Intoleranz (siehe S. 25) und Störungen des Immunsystems berichtet. Einige betroffene Personen schildern zudem eine Überempfindlichkeit gegenüber Sinnesreizen. Auch innerhalb der ME/CFS-Betroffenen gibt es nochmals Abstufungen der Schweregrade.

MYALGISCHE ENCEPHALOMYELITIS/CHRONIC FATIGUE SYNDROM: Die Diagnose kann nicht durch einen Biomarker gestellt werden, sondern geschieht nach einer ausführlichen Differenzialdiagnostik und anhand eines Kriterienkataloges. Für ME/CFS gibt es bisher keine etablierte Heilungsbehandlung.

Anhaltende Schmerzen

Schmerzen werden von einem Großteil der Patientinnen und Patienten nach einer Covid-19-Infektion berichtet. Bis zu 44 Prozent der Betroffenen leiden unter Kopfschmerzen, gefolgt von Glieder- und Gelenkschmerzen.

Die Schmerzen bei Long Covid sind in ihrer Qualität und teilweise auch Lokalisation anders als in der akuten Phase der Corona-Erkrankung. Es ist eine ausführliche neurologische und orthopädische Anamnese sowie Untersuchung ratsam, um die Schmerzen entsprechend einzuordnen und adäquat behandeln zu können. Es gibt allerdings aktuell keine kausale Therapie für die Behandlung von Schmerzen, die mit Long Covid assoziiert sind. (Kausal meint eine Therapie, die die Krankheitsursache direkt behandelt.) Es geht um eine symptomatische Therapie der Schmerzen. Das bedeutet, das Symptom Schmerz wird behandelt, ohne die Ursache beseitigen zu können, da man diese ja nicht kennt.

SCHMERZ UND URSACHE: Sie plagen Kopfschmerzen, weil Sie abends zuvor zu viel Alkohol getrunken haben. Darum behandeln Sie nun symptomatisch die Schmerzen mit einer Schmerztablette. Die Schmerzursache können Sie nicht mehr ändern. Anders, wenn Sie Schmerzen im Bauch spüren, weil Sie einen entzündeten Blinddarm haben: Hier ginge es dann um eine kausale Therapie, also eine OP. Wenn die Chirurgin den entzündeten Blinddarm entfernt, verschwinden die Schmerzen.

Neben der körperlichen Untersuchung werden für eine vollständige Diagnostik ebenfalls verschiedene Fragebögen eingesetzt, die zusätzliche Informationen über die Schmerzlokalisation, die Schmerzqualität, die Schmerzintensität und die Schmerzfrequenz geben. Das ist wichtig, um die Therapie entsprechend anpassen zu können.

Bei Schmerzen müssen stets körperliche und psychische Risikofaktoren berücksichtigt werden, um einer Chronifizierung der Symptomatik entgegenzuwirken. Chronifizierung bezeichnet den Übergang einer akuten Erkrankung in einen chronischen Zustand. Eine Schmerztherapie erfordert deshalb immer die Behandlung durch verschiedene Disziplinen mit unterschiedlichen Methoden. Hierfür gibt es in der Medizin den Fachbegriff interdisziplinäre multimodale Schmerztherapie.

Atemnot und Herzbeschwerden

Im Zusammenhang mit Long Covid werden Atembeschwerden als ein weiteres Symptom genannt. Wichtig ist wieder, dass eine ausführliche kardiologische und pneumologische, also lungenfachärztliche Diagnostik stattgefunden hat, um einordnen zu können, ob es einen körperlichen Grund, wie etwa eine Lungenembolie oder eine Herzerkrankung, für die Beschwerden gibt. Kann keine Veränderung der Werte gemessen werden, liegt auch keine organische Störung vor. Das ist zunächst beruhigend.

Trotzdem haben viele Long-Covid-Betroffene, bei denen nur in seltenen Fällen eine Schädigung des Lungengewebes vorliegt, mit dem Gefühl der Luftnot zu tun. Sie leiden teilweise schon in Ruhe oder bei nur geringer Anstrengung an dem Gefühl, außer Atem zu sein, nicht ausreichend Luft zu bekommen – so als ob man einen steilen Berg hinaufgehen würde und ganz aus der Puste ist. Warum das so ist, ist bislang noch nicht geklärt. Wie bei anderen Körperbeschwerden gibt es Hypothesen, aber noch keine robusten wissenschaftlichen Fakten. Es gibt allerdings gute Übungen, die Ihnen dabei helfen, Ihr Atemmuster zu normalisieren und der Atemnot entgegenzuwirken. Die Normalisierung der Atmung trägt auch zu einer generellen Entspannung des Körpers bei. Entsprechende Übungen werden Sie später im Buch kennenlernen und eine Anleitung dafür erhalten (ab S. 74).

Neben der Atemnot kommt es bei einem Teil der Long-Covid-Betroffenen zu Schmerzen im Brustkorb, die wie ein Engegefühl oder auch wie ein schwerer Druck beschrieben werden.

Diese Symptome treten völlig unabhängig von körperlicher Anstrengung auf, was den Unterschied zu einer organischen Herzerkrankung darstellt. Organische Herzerkrankung meint eine Schädigung des Herzens, wie etwa eine Herzkranzgefäßerkrankung (KHK). Patientinnen und Patienten, die eine KHK haben, empfinden ebenfalls einen Druck auf Brust oder Brustkorb, allerdings gekoppelt an körperliche Anstrengung, was ein wichtiger Unterscheidungspunkt ist.

Als weitere Körperbeschwerden werden Herzstolpern (Palpitationen) und schneller Herzschlag (Tachykardien) genannt. Man vermutet hier eine Fehlregulation des autonomen Nervensystems, das unter anderem an der Steuerung des Herzens beteiligt ist, aber bei Weitem nicht nur dort. Diese Fehlsteuerung, die auch eine Fehlsteuerung der Lunge miteinbezieht, wird oft unter dem Oberbegriff Dysautonomie zusammengefasst.

SYMPTOMTAGEBUCH

Datum, Ort und Uhrzeit:

AUSMASS DER BESCHWERDEN

Welche Beschwerden gab es? ______

Wie stark waren die Beschwerden? 1○ 2○ 3○ 4○ 5○ 6○ 7○ 8○ 9○ 10○

nichtig … extrem

______

AKTIVITÄTEN IM ZUSAMMENHANG MIT DEN BESCHWERDEN

Was haben Sie gemacht? ______

Mit wem waren Sie zusammen? ______

______

WELCHE GEDANKEN GINGEN IHNEN DURCH DEN KOPF?

Gedanken unabhängig von den Beschweraden: ______

Gedanken zu den Beschwerden: ______

______

______

WIE WAR IHRE GEFÜHLSLAGE?

z.B. ausgelassen, traurig, heiter, zornig, wütend, fröhlich, angespannt, frustriert, euphorisch, taub, glücklich, deprimiert, ängstlich, schuldig etc.

______

______

______

Bei einem Teil der Betroffenen kommt es durch die Dysautonomie zusätzlich zur Kreislaufdysregulation im Sinne einer orthostatischen Intoleranz (OI). Das bedeutet, dass man Kreislaufprobleme beim Wechsel vom Liegen zum Stehen oder vom Sitzen zum Stehen bekommt. Auch langes Stehen wird schlecht toleriert. Eine Steigerung dieser Intoleranz liegt vor, wenn es zum sogenannten Posturalen Orthostatischen Tachykardie Syndrom (POTS) kommt. Bei den Betroffenen kommt es beim Aufstehen und Stehen zu einer Steigerung der Herzfrequenz um mindestens 30 Schläge pro Minute, ohne dass sich der Blutdruck verändert (was normal wäre), die Betroffenen fangen an, schnell zu atmen bis hin zur Hyperventilation. Die Symptomatik zwingt zum Hinsetzen oder Hinlegen. Im Liegen lässt die Symptomatik dann nach.

Konzentrationsschwierigkeiten

Konzentrationsstörungen und Gedächtnisprobleme kommen bei Long Covid ebenfalls sehr häufig vor. Laut einer großen Studie bestehen bei 35 Prozent der Betroffenen Konzentrationsstörungen und bei 29 Prozent Gedächtnisprobleme.

BRAIN FOG: Ein Begriff, der von vielen Betroffenen für ihre Konzentrationsstörungen und Gedächtnisprobleme gebraucht wird, ist „Brain Fog", also Nebel im Gehirn oder Kopf.

Dieser Brain-Fog-Zustand wird oft beschrieben als Mischung aus Jetlag oder Übernächtigung plus einem leichten Rausch. Es ist ein sehr unangenehmes Gefühl, das einem verbietet, sich mit Dingen zu beschäftigen, die eine Fokussierung brauchen, oder Tätigkeiten durchzuführen, bei denen man sich konzentrieren muss. Es ist also mehr, als „ein bisschen vernebelt im Kopf" zu sein, und beschreibt eine deutliche Beeinträchtigung verschiedener Funktionen, die unser Gehirn normalerweise mehr oder weniger automatisch durchführt. Um ein paar Beispiele zu nennen: Betroffene können nicht mehr ein Gespräch mit mehreren Menschen gleichzeitig verfolgen, geschweige denn, sich daran beteiligen. Auch das Durchführen mehrerer Tätigkeiten parallel ist nicht mehr möglich. Also zum Beispiel kochen und dabei Radio hören oder telefonieren und gleichzeitig bügeln. Diese Beispiele lassen erahnen, wie stark beeinträchtigt Betroffene in ihrem täglichen Leben sind, sei es in der Arbeit oder im Privaten.

Bei Auffälligkeiten in diesem Bereich sollten immer eine ausführliche neurologische Diagnostik inklusive Bildgebung sowie neuropsychologische Testungen erfolgen. Diese Untersuchungen treffen eine Aussage darüber, ob eine organische, also körperliche Ursache vorliegt. Die Testungen ermöglichen eine Aussage über die Schwere der Beeinträchtigung. Im Rahmen von neuropsychologischen Tests werden unterschiedliche Funktionen des Gehirns geprüft. Zum Beispiel die sogenannten exekutiven Funktionen wie die Fähigkeit, Tätigkeiten zu planen und dabei vorausschauend zu sein. Das Gedächtnis, die Konzentration und die Aufmerksamkeit werden ebenso getestet wie das Sprachverständnis, die räumliche Vorstellungskraft und die rechnerischen Fähigkeiten.

Man muss sich bei solchen Tests klarmachen, dass diese immer eine Momentaufnahme darstellen. Natürlich sind stark auffällige Ergebnisse mit einer hohen Wahrscheinlichkeit auch zu einem anderen Zeitpunkt auffällig.

(!) UNAUFFÄLLIG? Fällt ein Test unauffällig oder nur leicht auffällig aus, sollte man im Verdachtsfall von Long Covid unter Umständen zu einem anderen Zeitpunkt einen weiteren Test durchführen. Denn gerade dann kommt es zu starken Schwankungen der Symptome und somit womöglich auch zu einem „besseren“ Ergebnis am Tag der neuropsychologischen Testung, als es an einem anderen Tag ausgefallen wäre. Bei zwei annähernd gleichen Ergebnissen sollte man dem Ergebnis jedoch trauen und kein weiteres Mal testen.

Es kommt nicht selten vor, dass die Selbsteinschätzung Long-Covid-Betroffener hier strenger, also schlechter ausfällt, als es sich dann in objektiven Tests zeigt. Warum es diese Auffälligkeiten im Bereich des Gedächtnisses und der Konzentration gibt, ist ebenso wie bei den anderen Körperbeschwerden bisher noch nicht vollumfänglich geklärt. Auch hier gibt es einige Hypothesen, die weiter beforscht werden – aber noch keine stichfesten Antworten.

Einen Umgang mit den Beschwerden finden

Lernen Sie, mit der Ungewissheit zu leben – und sich neu zu erfinden. Für mehr Lebensqualität.

Ungewissheit und Unsicherheit sind in unserer modernen Welt allgegenwärtig und, wenn man so möchte, normaler Bestandteil des Lebens. Sie begegnen uns im Beruf, in zwischenmenschlichen Beziehungen und bei persönlichen Zielen. Wir können nie genau wissen, was die Zukunft bringt. Das kann uns bisweilen durchaus belasten und auch Angst machen. Jeder von uns ist damit konfrontiert, einen möglichst guten Umgang mit dieser Herausforderung zu erreichen. Glücklicherweise gibt es psychologische Strategien, die uns dabei helfen, mit diesem unangenehmen Gefühl umzugehen und es als Teil unseres Lebens zu akzeptieren.

Ein erster Schritt ist: anerkennen, dass es immer wieder Situationen oder Themen gibt, die man nicht kontrollieren kann, und in denen man auch durch noch so viel Nachdenken oder eigene Recherche keine absolute Sicherheit erreicht. Der Wunsch nach absoluter Sicherheit ist zwar nachvollziehbar, aber unrealistisch und führt zu noch mehr Stress und Sorge. Das Verständnis, dass Unsicherheit ein grundlegender Teil unseres Lebens ist, gegen den wir auch nicht ankommen, ist hilfreich bei der Akzeptanz dieser Tatsache.

Aber wie können Sie sich diesem Akzeptieren am besten nähern? Achtsamkeit ist hier das Stichwort! Sie kann uns unterstützen, die nagende Ungewissheit und Unsicherheit anzunehmen, ohne davon überwältigt zu werden. Wir fokussieren uns auf den gegenwärtigen Moment, lenken unsere Aufmerksamkeit ganz bewusst hierauf und lernen dabei, dass wir uns von den ängstigenden Gedanken distanzieren können. Akzeptanz ist ein aktiv gestalteter Prozess, in dem wir uns einer Situation nicht einfach passiv ergeben, sondern in dem wir uns aktiv und bewusst dafür entscheiden, mit der aktuellen Situation zu arbeiten. Um das Ganze etwas anschaulicher zu machen: Stellen Sie sich vor, dass Sie Schmerzen in den Beinen haben. Sie können nun Ihre ganze Aufmerksamkeit auf die Schmerzen lenken.

Genau in sich hineinhören, wo es wehtut und wie sich das anfühlt. Oder Sie lenken Ihre Aufmerksamkeit auf das, was sonst in diesem Moment noch spürbar ist. Im restlichen Körper haben Sie keine Schmerzen. Sie sitzen an einem schattigen Platz unter einem Baum und sehen durch die Blätter den blauen Sommerhimmel. Ihre Sitzposition auf der Bank ist angenehm. Ihre Füße stehen fest auf dem Boden. Vor Ihnen auf der Wiese sehen Sie Hunde beim Spielen mit ihren Besitzern. Bei der Aufmerksamkeitsumlenkung geht es nicht darum, die Schmerzen zu verdrängen oder so zu tun, als ob diese nicht vorhanden sind. Es geht darum, diese wahrzunehmen, sich jedoch nicht darauf zu fokussieren. Wenn Sie die Schmerzen in den Beinen wahrnehmen, geht es auch darum, sich zu sagen: „Okay, das kenne ich schon. Dann gehe ich von hier wieder nach Hause, statt weiterzulaufen. Auf dem Rückweg lege ich Päuschen ein und beobachte meine Umgebung. Morgen ist ein neuer Tag, da sehe ich weiter."Durch das Fokussieren auf das Hier und Jetzt erlangen wir nach und nach ein gewisses Maß an Kontrolle, denn in der unmittelbaren Gegenwart ist es oft möglich, kleine konkrete Schritte zu tun, also im Kleinen Dinge direkt zu beeinflussen. So verlieren wir uns nicht in hypothetischen Zukunftsszenarien, sondern erreichen ein Gefühl von Selbstwirksamkeit und Handlungsfähigkeit. Doch aufgepasst: Manchmal ist Kontrolle nicht die Lösung, sondern das Problem. Menschen, die flexibel mit Unsicherheiten umgehen können, sind resilienter als diejenigen, die meinen, in einem starren Korsett leben zu müssen. Wer flexibler denkt, kann sich rascher anpassen und so eine gewisse Widerstandskraft entwickeln, sie erholen sich nach Rückschlägen schneller. Sie denken: Das hätte ich auch gerne! Ich wäre so gerne resilienter! Dann gibt es eine gute Nachricht: Resilienz ist bis zu einem gewissen Grad erlernbar und trainierbar!

RESILIENZ: Das Wort stammt aus dem Lateinischen („resilire" = zurückspringen). Ursprünglich bezeichnet es die Fähigkeit eines Materials, nach einer Verformung den ursprünglichen Zustand wieder herzustellen. In der Psychologie meint „resilient sein" die Fähigkeit eines Menschen, auch angesichts von Belastungen psychisch stabil zu bleiben und Herausforderungen angemessen zu bewältigen, ohne seelisch aus dem Takt zu geraten.

Ein resilienter Mensch ist in der Lage, Unsicherheit und Ungewissheit als Chance für sein persönliches Wachstum zu betrachten. Er sucht nach Lösungen für den aktuellen Zustand, statt sich gelähmt vor Angst und Sorge vor dem Unbekannten passiv zu verhalten und abzuwarten. Je flexibler Sie also auf Ungewisses reagieren, desto besser gelingt Ihnen der Umgang damit.

Und dann sind da ja noch immer die anderen, Sie sind nicht allein mit diesem Thema. Deswegen ist es gut, sich mit anderen Betroffenen auszutauschen und über Ängste und Sorgen bezüglich Unsicherheiten zu sprechen. Dadurch ergeben sich oft neue Perspektiven und Denkrichtungen, man bekommt Anregung, wie andere mit einer bestimmten Situation umgehen und kann diese für sich anwenden. Das dadurch entstehende Gefühl der Verbundenheit kann uns zusätzlich stärken.

Unsicherheit: Oft spielt in der Medizin die Unsicherheit eine zentrale Rolle. Sei es bei der Diagnosestellung, der Planung einer Behandlung und Therapie oder dem Abwägen von Nutzen und Risiko. Bei manchen Erkrankungen oder in manchen Situationen gibt es begrenztes Wissen. Dann ist die Datenlage zum Beispiel unzureichend, weil die Forschung noch nicht alle Fragen beantworten kann. Oder man sieht sich – so wie bei Long Covid – mit einem Phänomen konfrontiert, das es noch nicht lange gibt und das sehr komplex ist. Sicher, seit der ersten Erwähnung des Begriffes Long Covid hat sich einiges getan. Es gibt allerhand neue wissenschaftliche Erkenntnisse, aber auch noch eine Menge an Unbekanntem – und das wird eine Zeit lang noch so sein. Deswegen gilt zu lernen, Unsicherheit und Ungewissheit auszuhalten, ohne ständig in Sorge zu sein und krampfhaft einen Grund für die anhaltenden Körperbeschwerden finden zu wollen.

Wie zuvor beschrieben, trifft die Long-Covid-Problematik insbesondere junge und jüngere, ehemals gesunde und aktive Personen (siehe S. 13). Sie waren zuvor nie länger (chronisch) krank. Diese Gruppe ist die größte, wenn man über Long Covid spricht. Meist war ihre akute Infektion mit dem Coronavirus milde oder moderat, also auch da gab es nicht die Erfahrung einer schweren Krankheit oder eines längeren Klinikaufenthaltes. Sie befinden sich zum ersten Mal in der Rolle der oder des Kranken. Wie immer, wenn etwas neu ist, geht das mit einem gewissen Maß an Verunsicherung einher. Man weiß nicht, was einen erwartet, welchen Verlauf alles nehmen wird, ob es wieder „wie früher" wird. Und leider gab es in den Medien viele Berichte über Long Covid, die einen pessimistischen Ton hatten und viel Sorge und Angst verbreitet haben. Dazu haben Sie weiter vorne im Buch etwas gelesen.

Unser Leben, unser Alltag

Neben der neuen Situation von Unsicherheit und Ungewissheit sind wir auch damit konfrontiert, dass wir Dinge, die uns wichtig waren, nicht mehr können. Wir verlieren einen Teil unserer Ressourcen oder Hobbys – und damit unserer sozialen Kontakte. Vieles, was unseren Alltag mitbestimmt und mitgestaltet hat, ist nicht mehr möglich: Wir können die Dinge aktuell gar nicht tun, wie etwa Sport- oder Freizeitaktivitäten, oder sie sind uns an sich zu anstrengend. Es fehlt uns die nötige Konzentration, um zum Beispiel ein Musikstück zu spielen oder als Schiedsrichter im Fußballverein ein Spiel zu begleiten. Auch unser normaler Alltag ist deutlich eingeschränkt oder nicht mehr möglich. Früher haben Sie vielleicht, während Sie das Abendessen zubereitet haben, auch noch die Wäsche nach Farben sortiert und in die Waschmaschine gepackt, während Sie parallel mit Ihrer besten Freundin telefoniert haben. Klingt völlig surreal, oder? Das Kochen alleine ist zur mordsmäßigen Aufgabe geworden. Sie schaffen das nicht mehr täglich oder Sie benötigen Unterstützung. Sie können zum Beispiel nicht lange stehen, weil Ihnen sonst schwindelig wird. Darum schneiden Sie das Gemüse im Sitzen. Ihre Konzentrationsfähigkeit sinkt: Für Gerichte, die Sie aus dem Stegreif zubereiten konnten, brauchen Sie das Rezept: „Stimmt die Reihenfolge, sind alle Zutaten drin?" Das macht Ihnen vielleicht Angst, weil Sie nicht wissen, ob und wann sich das wieder positiv ändern wird.

Gut zu wissen, dass in solchen Situationen die Aspekte aus dem vorangegangenen Abschnitt wichtig werden: Jetzt geht es darum, diese Unsicherheit zu akzeptieren und zu lernen, sich in der neuen Situation zurechtzufinden. Die Situation ist auch neu für Partner, Partnerinnen, Freunde, Freundinnen, Eltern, Kinder, Arbeitskollegen und Kolleginnen. Kurzum, das ganze soziale Umfeld ist damit konfrontiert, Sie in Ihrer neuen Rolle kennenzulernen: Alle beschäftigen sich damit, was aktuell für Sie möglich ist, wo Schwierigkeiten und Grenzen liegen. Dieser Prozess passiert nicht immer ohne Reibung. Es erfordert eine enorme Anpassungsleistung beider Seiten, und diese braucht Geduld und Zeit.

Betroffene waren vorher meist die klassischen „Multi-Task-Leute", die mit einem hohen Aktivitäts- und Leistungsniveau und einer eher selbstkritischen Haltung mit hohen Ansprüchen an das eigene Tun durchs Leben gelaufen sind. Das ist jetzt anders und führt nicht selten zu einem Mix an schwierigen Gefühlen wie Trauer, Wut,

Verzweiflung, Ungeduld und Angst. Damit so gut wie möglich umgehen zu können – das ist das Lernziel.

NUR MUT! Trauen Sie sich klar zu sagen, was Sie tun können und was nicht, wo Ihre Grenzen liegen, wo Sie Hilfe und Unterstützung benötigen – und das möglichst ohne sich schlecht und minderwertig zu fühlen. Schon beim Lesen merken Sie bestimmt, dass das mitunter eine nicht ganz einfache Aufgabe ist. Mit Zeit und Übung wird es Ihnen zunehmend leichter fallen.

Sie haben Ihre Grenzen aufgezeigt und Ihrem Umfeld gesagt, an welchen Stellen Unterstützung nötig ist? Dann sollte es sich auch an diese Leitplanken halten und nicht versuchen, Ihnen ständig alles abzunehmen. Es geht nun darum, dem anderen mit Respekt zu begegnen und ihn oder sie weiterhin wie eine autonome, erwachsene Person zu behandeln. Das alles ist insgesamt sicher eine Gratwanderung zwischen dem unguten Gefühl, nun auf Hilfe von außen angewiesen zu sein, wo es früher nicht mal in den kühnsten Träumen vorstellbar gewesen ist, und dem Bemühen des Umfeldes einer gut gemeinten Unterstützung, die nicht bevormundend verstanden wird. Je ehrlicher man hier miteinander spricht und dabei bereit ist, das als Prozess zu verstehen, der auch immer wieder einer Adjustierung bedarf, desto wahrscheinlicher gelingt die Anpassung an diese neue Situation.

Die anderen reagieren bei Weitem nicht immer nur mit wohlwollend gemeinter Unterstützung und Fürsorge. Betroffene machen nicht selten die Erfahrung, dass das Umfeld auch mit Unverständnis und Ungeduld reagiert. Durch die lang anhaltende und fluktuierende Symptomatik können die Betroffenen viele der Aufgaben und Tätigkeiten des Alltags oder, sofern eine Berufstätigkeit überhaupt möglich ist, an der Arbeitsstelle nicht mehr ausführen. Das bedeutet für Menschen im Umfeld in aller Regel Mehrarbeit. Da man den Betroffenen die Erkrankung Long Covid oft nicht von außen wie etwa einen Gipsarm ansieht, sind die Einschränkungen für das Umfeld manchmal schwer zu akzeptieren. Unverständnis erleben die Betroffenen leider auch nicht selten im ärztlichen Kontext.

Bei vielen Ärztinnen und Ärzten, ob Allgemeinmediziner oder Fachärzte, herrscht noch immer ein gewisses Unwissen oder zumindest zu wenig Wissen über Long Covid. Seien es die spezifischen Herausforderungen der Erkrankung, die Anforderungen an die

Therapie oder die Möglichkeiten der verschiedenen Arten an Unterstützungsangeboten. Gerade, wenn die durchgeführte Diagnostik unauffällig bleibt oder zumindest keine die Beschwerden ausreichend erklärende Veränderung zeigt, kommen viele Ärztinnen und Ärzte ans Ende ihres Lateins. Das ist der Punkt, an dem nicht selten ein unglücklicher Teufelskreis beginnt.

Den Betroffenen geht es schlecht, die Untersuchungen sind nicht aussagekräftig. Sie sind mehr und mehr verzweifelt. Darum fordern sie verständlicherweise weiter ärztliche Zuwendung oder Diagnostik, um eine Ursache für ihre Beschwerden zu finden. Entweder wird der Mediziner oder die Medizinerin dann aus Verzweiflung und Ratlosigkeit unnötige weitere Untersuchungen in die Wege leiten oder er reagiert im Patientengespräch mit Unverständnis, ist genervt und unfreundlich. Keinem ist so geholfen, alle Beteiligten sind mit der Situation unglücklich.

Das ist der Zeitpunkt, an dem die Patientinnen und Patienten oftmals den Arzt wechseln, in der Hoffnung, dort die Lösung ihrer Beschwerden zu finden. Das ist neben der persönlich schlechten Erfahrung, die man einem jeden ersparen möchte, auch für unser solidarisches Gesundheitssystem finanziell belastend, denn in der neuen Praxis werden so gut wie immer sämtliche vorangegangenen Untersuchungen wiederholt. Neben den rein finanziellen Kosten entstehen natürlich auch Kosten für die Betroffenen: neue Termine, Zeit für Fahrten zum Arzt sowie Zeiten im Wartezimmer, für Untersuchungen und Nachbesprechungen. Davon könnte man so einiges vermeiden.

(!) **SCHLECHTE ERFAHRUNGEN: Patientinnen und Patienten machen leider noch sehr oft schlechte Erfahrungen mit Behandlern. Sicher gibt es auch engagierte und einfühlsame Ärztinnen und Ärzte. Aber insgesamt ist in Sachen Long Covid und Verständnis für die Patientinnen und Patienten mit den entsprechenden Symptomen noch Luft nach oben. Versuchen Sie, sich davon nicht entmutigen zu lassen.**

Vorsicht im Internet!

Viele von uns kennen die Situation: Man hat ein medizinisches Problem oder eine medizinische Fragestellung und wendet sich an Dr. Google. Aus ärztlicher Sicht nicht immer die beste Idee. Zweifelsohne finden wir im Internet sehr viele hilfreiche, fachlich korrekte und wissenschaftlich fundierte Artikel oder Texte zu medizinischen Sachverhalten. Doch es gibt eben auch andere Veröffentlichungen, von geldgierigen Quacksalbern ganz zu schweigen. Solche, die nicht seriös sind und fragwürdiges Wissen verbreiten beziehungsweise dieses als ordentlich recherchiert darstellen. Das ist generell ein Problem und so natürlich auch im Zusammenhang mit Long Covid.

Wenn man selbst nicht vom Fach ist, ist es nahezu unmöglich, den Wahrheitsgehalt bestimmter Artikel zu überprüfen und sicherzustellen, dass das, was man dort liest, das Ergebnis wissenschaftlich korrekt durchgeführter Studien ist. Im Kontext der Corona-Pandemie und eben auch bei Long Covid entstand im Internet eine riesige Flut an Informationen, unter die sich auch viele fragwürdige oder falsche Informationen versammelt haben.

Daher ist es ratsam, Informationen so gut es einem selbst möglich ist, zu prüfen. Wenn Sie sich nicht sicher sind, lassen Sie sich in Ihrer haus- oder fachärztlichen Praxis dazu beraten. Notieren Sie sich Ihre Fragen und nutzen Sie diese Möglichkeit! Denn auch wenn Sie viel lesen, ersetzt das kein Medizin- oder Pharmaziestudium.

Ähnliches gilt für wissenschaftliche Artikel. Es kursieren zum einen sehr viel mehr dieser Artikel unter Betroffenen, als das bei anderen Erkrankungen bisher der Fall gewesen ist. Zum anderen wurde in den Jahren der Corona-Pandemie sehr viel mehr wissenschaftliches Material publiziert als je zuvor. Nicht alle dort zu findenden Studien haben die gleiche wissenschaftliche Qualität. Das zu beurteilen ist nicht einfach und bedarf einiger Erfahrung – Erfahrung im Lesen wissenschaftlicher Artikel und ein gutes statistisches Wissen, um die Güte der meist auf Englisch publizierten Artikel beurteilen zu können.

Wie bei Informationen, die Sie über Dr. Google erhalten, gilt auch bei wissenschaftlichen Artikeln: Fragen Sie nach, tauschen Sie sich mit Fachleuten dazu aus. Die Erfahrung zeigt, dass diese gerne ihr Wissen weitergeben, Sachverhalte verstehbar erklären und ihren Erfahrungsschatz teilen. Damit ist allen geholfen.

NEUE KRAFT FÜR DEN ALLTAG SCHÖPFEN

Von morgens bis abends bis in die Nacht – wie holen wir uns neue Kraft für Körper und Geist? Dieses Kapitel stellt geeignete Methoden vor und gibt Tipps für den Alltag.

Mentale und körperliche Stärke aufbauen

Geist und Körper sind eine untrennbare Einheit – und auch nur zusammen stark. Kümmern wir uns also um beides.

Im vorangegangenen Kapitel ging es um den Umgang mit Unsicherheiten und dem Annehmen von Hilfe. Jetzt wollen wir uns dem Kraftschöpfen für den Alltag widmen. Im ersten Schritt sollen Sie etwas über den Aufbau mentaler und körperlicher Stärke erfahren.

Viele Patientinnen und Patienten mit einer Long-Covid-Symptomatik sind mit der Tatsache konfrontiert, dass sie unter vielen verschiedenen Körperbeschwerden leiden. Wenn sie dann zum Arzt gehen, teilt dieser ihnen mit, dass sie „eigentlich völlig gesund" sind. Vielleicht haben Sie das bereits selbst erlebt: Sie plagen Herzrasen, Schwindelanfälle oder Luftnot, aber die kardiologischen Untersuchungen und der Lungenfunktionstest sind alle „in Ordnung" oder zeigen nur minimale Veränderungen. Vielleicht hatten Sie den Gedanken, dass Sie eigentlich erleichtert sein und sich über diese Nachricht freuen müssten. Doch die Freude stellte sich nicht ein – die Beschwerden sind ja nach wie vor spürbar.

Ein weiterer Ansatz neben den fünf bekanntesten und am meisten beforschten Hypothesen (siehe S. 14) für die Entstehung der anhaltenden Körperbeschwerden ist der einer „Misskommunikation" unter den inneren Organen. Diese sind nicht im eigentlichen Sinn geschädigt, sondern die Kommunikation und die Funktion sind völlig aus dem Gleichgewicht geraten (Disbalance). Sie können sich das etwa so vorstellen: Einzelne Organe samt Funktionen sind unterschiedliche Instrumente in einem großen Orchester. Diese sind nicht in ihrer Struktur beschädigt – alle Saiten der Streichinstrumente sind vorhanden, die Blechblasinstrumente ohne Beulen, die Trommeln intakt. Allerdings spielen sie nicht mehr alle im selben Takt. Jedes Instrument spielt einen anderen: Walzer, Tango, Blues, Samba und so weiter. Das Orchester ist aus dem Gleichgewicht.

Im übertragenen Sinne kann es auch beim Long-Covid-Syndrom so sein. Die einzelnen Organe sind gesund oder nicht in einem Maß geschädigt, das die Schwere der gespürten Beschwerden erklärt. Jedoch ist ein Teil der Funktion des Organs oder die ganze Funktion geschädigt – und das Zusammenspiel aller Organe „im Takt" ist nicht mehr möglich. So bekommen Sie zum Beispiel Herzrasen bei kleinster Anstrengung oder Verdauungsbeschwerden.

Diese Sicht auf Ihren Körper mag Ihnen vielleicht erst einmal etwas ungewohnt vorkommen – man würde ja denken, wenn etwas nicht funktioniert, muss auch das Organ kaputt sein. Das wäre die übliche Annahme – und das, was wir von klein auf lernen. Daher gehen viele Betroffene von Arzt zu Arzt, investieren in teure Diagnostik und Behandlungen oder auch alternativmedizinische Ansätze. Vielleicht haben Sie sich auch schon eine Zweit- oder Drittmeinung eingeholt, in der Hoffnung, dass irgendjemand doch noch den Schaden an einem betroffenen Organ finden wird, der Ihre Schmerzen, Körperbeschwerden oder Erschöpfungssymptomatik erklärt. Bei Long Covid verhält es sich in den meisten Fällen jedoch so, wie wenn Sie bei einer Fehlermeldung Ihren Computer immer wieder röntgen, um die Ursache zu finden. Das wird nie klappen, denn bei dieser „Fehlermeldung" geht es um ein Software-Kommunikationsproblem – nicht um die Hardware.

Was also tun, um die Organe wieder ins Gleichgewicht zu bringen und deren Kommunikationsschwierigkeiten aufzulösen? Wie bauen Sie wieder Stärke auf? Wie machen Sie sich wieder fit für Ihr Leben? Hilfreich sind unter anderem körpertherapeutische Behandlungsansätze, bei denen Ihr gesamtes Körpersystem – also das ganze Orchester – angeregt wird, sich wieder hin zu einer funktionierenden Kommunikation zu regulieren. Sie selbst dienen wie eine Dirigentin oder ein Dirigent dazu, dem Körper Hinweise zu geben, sodass die Organe wieder im Einklang spielen und die Musik gut und harmonisch klingt. Verschiedene hierfür geeignete körpertherapeutische Verfahren werden nun vorgestellt. Sie dienen dazu, sowohl die mentale als auch die körperliche Stärke wieder hervorzuholen. Und auch wenn Sie bereits vertraut mit der ein oder anderen Übung sind, ist eine Auffrischung mit einem dafür zertifizierten Lehrer oder Trainer wichtig. Denn man kann bei der Durchführung auch einiges falsch machen. Und gerade dann, wenn Sie unter Long-Covid-Symptomen leiden, sollten Sie besonders darauf achten, eine Überlastung zu vermeiden. Denn dann besteht die Gefahr eines nachfolgenden und länger anhaltenden Energieverlustes. Ideal wäre, wenn Coach und Übungsleitung in Sachen Long Covid versiert sind und wissen, worauf besonders zu achten ist.

Zunächst beginnen wir mit Qigong, des Weiteren folgen die Feldenkrais-Methode, die Achtsamkeitsmeditation sowie Yoga.

NICHT AUF EIGENE FAUST! Egal, welches Verfahren Ihnen am meisten zusagt: Eignen Sie sich dies nicht im Alleingang und in Eigenregie an. Besuchen Sie einen Kurs – auch dann, wenn Sie das Verfahren schon kennengelernt haben: Sie sind mit Long Covid in einer neuen Situation!

Qigong

Qigong ist eine über Jahrtausende gewachsene traditionelle chinesische Meditations- und Bewegungskunst. Sie dient der Pflege und Kultivierung von Körper und Geist.

Das Wort Qigong setzt sich zusammen aus „Qi" für Lebensenergie, Lebenskraft und „Gong", was Arbeit, Pflege oder auch Kultivierung bedeutet. Zusammengesetzt bedeutet Qigong also Arbeit an der Lebensenergie oder auch Pflege der Lebensenergie. Das bedeutet, die Lebensenergie wird nicht von außen gestärkt, sondern von innen durch den Menschen selbst gepflegt.

In der chinesischen Kultur und der traditionellen chinesischen Medizin gibt es neben den uns bekannten Energieleitbahnen wie den Arterien, Venen, Lymph- und Nervenbahnen zusätzliche Leitungsbahnen, die sogenannten Meridiane.

Die Meridiane durchziehen in einem weit verzweigten System den gesamten Körper. In diesem Meridian-Netzwerk fließt das Qi, die Lebensenergie, und erreicht so alle Stellen im Körper samt den Organen. Wenn die Energie frei über die Leitungsbahnen fließen kann und der Fluss von Qi ungestört ist, bedeutet dies sowohl körperliches als auch geistiges Wohlbefinden. Ist der Fluss von Qi gestört, kommt es zu Stauungen und Blockaden, was zu Unwohlsein und Krankheit führen kann.

Es gibt eine Vielzahl unterschiedlicher Stile im Qigong. Übungen zum Dehnen, Übungen in Bewegung, das heißt im Gehen, Übungen im Stehen oder Sitzen und Übungen in der Ruhe. Eines haben sie jedoch gemeinsam. Jede Bewegung, die äußere wie die innere, wird mit voller Konzentration und Achtsamkeit ausgeführt.

MERIDIANE

Meridiane bezeichnen in der Traditionellen Chinesischen Medizin (TCM) Leitbahnen, die den gesamten Körper durchziehen.

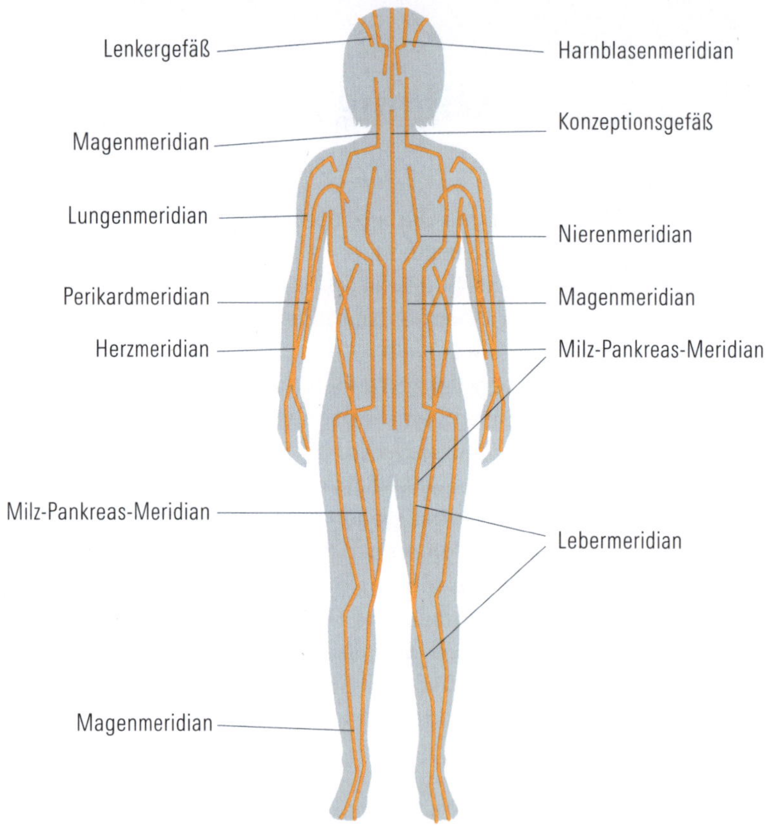

Nahezu jede chinesische Therapiemethode basiert auf der Lehre der Meridiane. Die Meridiane bilden im Körper ein weitverzweigtes System, durch welches das sogenannte Qi, die Lebensenergie fließt. Jedem Meridian ist ein Funktionskreis beziehungsweise ein Organsystem zugeordnet. Wenn die Energie frei über die Leitungsbahnen fließen kann und der Fluss von Qi ungestört ist, bedeutet dies sowohl körperliches als auch geistiges Wohlbefinden. Ist der Fluss von Qi gestört, kommt es zu Stauungen und Blockaden, was zu Unwohlsein und Krankheit führen kann.

Die Übungen sind so angelegt, dass sie den Energiefluss im Körper harmonisieren und somit eventuelle Blockaden lösen können. Dies geschieht durch eine Kombination von Atmung und langsam fließenden Bewegungselementen in Verbindung mit Aufmerksamkeit und Vorstellungskraft, was als Bewusstseinsführung bezeichnet wird. Die Bewusstseinsführung ist deswegen besonders zu betonen, da das Qi immer dorthin fließt, wo die Aufmerksamkeit oder unsere Bewusstheit ist.

KONZENTRATION IST DAS A UND O: Das heißt, dass Sie nicht von den Übungen des Qigong profitieren, wenn Sie die Bewegungen allesamt zwar korrekt ausführen, jedoch mit Ihrer Aufmerksamkeit ganz woanders sind, vielleicht bei der Hausarbeit oder im Büro. Dann kann das Qi nicht frei fließen.

Erst wenn diese drei Säulen des Qigong, nämlich Bewegung, Atmung und Geist, also die Bewusstheit, harmonisch miteinander verbunden werden, kann das Qi frei fließen. Da die drei Säulen des Qigong die Grundlage aller Übungen sind, werden sie im Folgenden noch einmal ausführlicher dargestellt.

Bevor wir uns der Bewegung zuwenden, ein paar Worte über die Körperhaltung, die beim Qigong eine entscheidende Rolle spielt: Der überwiegende Teil der Übungen wird im Stehen ausgeführt. Die Übungen lassen sich an die jeweilige körperliche Konstitution anpassen und auch im Sitzen oder Liegen ausführen.

Bevor Sie mit den Übungsfolgen beginnen, nehmen Sie die Grundhaltung ein, die eine Basisübung im Qigong ist. Sie ist besonders wichtig, da sich innere und äußere Haltung immer gegenseitig beeinflussen. Das Einnehmen der Grundhaltung bereitet den Körper vor, dient der geistigen Sammlung und bringt Körper und Geist in Ruhe und Gleichgewicht. Im Folgenden lernen Sie die Grundhaltung im Stehen kennen.

1 **POSITION EINNEHMEN:** Stellen Sie Ihre Füße parallel zueinander, der Abstand zwischen den Füßen beträgt ungefähr eine Fußlänge.

2 **ALLES HÄNGEN LASSEN:** Die Knie sind leicht gebeugt, ein in der Vorstellung am Steißbein befestigtes Gewicht zieht Ihr Becken hinten langsam nach unten, wodurch sich der untere Rücken

entspannen kann. Die Wirbelsäule ist sanft gestreckt, Brustkorb und Schultern entspannt, die Arme hängen leicht vom Körper weg, der Kopf ist in einer aufrechten Position, die Nackenmuskulatur entspannt.

3 **DEN FADEN AKTIVIEREN:** Stellen Sie sich einen kleinen Seidenfaden vor, der am höchsten Punkt Ihres Kopfes befestigt ist und der Sie sanft nach oben zieht. Dadurch streckt sich Ihr Nacken ein klein wenig. Ihr Atem fließt frei, Ihr Körper steht im Lot.

4 **WIE EIN BAUM WERDEN:** Sie stehen unten fest wie ein Baum, wie gut verwurzelt in der Erde. Oben sind Sie leicht und können sich wie die Äste und Blätter des Baumes leicht bewegen. Sie stehen mit einem inneren Lächeln, einer wohlwollenden, liebevollen Einstellung zu sich selbst und in entspannter Wachsamkeit.

Haben wir Ihr Interesse geweckt? Wenn Sie nun mit den bewegten Übungen beginnen würden, ist das kein Leistungssport oder Sport. Es geht um langsame und fließende Bewegungen, die den Kreislauf regulieren und Verspannungen, besonders im Rücken, den Schultern und im Nacken lösen können. Gelenke und Wirbelsäule werden beweglicher, die Muskulatur und Sehnen werden gestärkt und geschmeidiger und eine gesunde Körperhaltung wird geschult. Dadurch können Sie Fehlstellungen vorbeugen oder diese mildern.

Durch die sanfte Langsamkeit der Übungen wird auch das vegetative Nervensystem beruhigt, das die Funktionen wie Herzschlag, Atmung, Verdauung und Stoffwechsel kontrolliert und steuert. – Ruhige Bewegungen machen einen ruhigen Geist.

Die zweite Säule des Qigong ist die Atmung, bei der es verschiedene Arten gibt. Wenn Sie mit Qigong beginnen, genügt es zunächst, das natürliche Atmen und das Qi-Atmen zu üben.

Die Atmung ist wichtig, um das Qi, das sich überall in der Umgebung um uns herum befindet, aufzunehmen und über die Meridiane (siehe S. 37, 38) im Körper zu verteilen. Dies erfolgt durch eine vertiefte Bauchatmung, da unterhalb des Nabels, im Unterbauch, eines der drei Energiezentren unseres Körpers liegt, auch unteres Dantian genannt. Es wird als wichtigstes Zentrum der Energie im Körper angesehen, es ist der Sitz des Qi.

Die Bauchatmung, unsere natürliche Atmung, ist eine runde, weiche und fließende Atembewegung, ein Ein- und Ausatmen ohne Kraftanstrengung über die Nase. Die Bauchdecke hebt sich beim

Einatmen leicht an, beim Ausatmen entspannt sie sich wieder. Durch das bewusste Atmen beruhigt und vertieft sich die Atmung, Schulter und Nackenmuskulatur entspannen sich, der Qi-Fluss vermehrt und unser Geist beruhigt sich.

Die Qi-Atmung stellt sich bei vielen Qigong-Übungen von selbst ein. Aufgrund der Bewegungsabfolge ist beim Einatmen die Bauchdecke leicht angespannt, sodass das Qi aus seinem Zentrum, dem unteren Dantian, in die Meridiane geleitet wird. Beim Ausatmen entspannt sich die Bauchmuskulatur wieder und besonders viel Qi kann in das untere Dantian zurückströmen. Dadurch wird die Atemfrequenz verlängert und das Qi vermehrt, die Bauchorgane werden massiert und der venöse Rückfluss des Blutes zum Herzen verbessert.

Die dritte Säule, unser Geist und unsere Vorstellungskraft, beinhalten auch Aspekte wie Aufmerksamkeit, Konzentration, Bewusstheit. Der Geist sollte immer auf sich selbst und den Übungsprozess gerichtet sein. Es geht darum, nicht abzuschweifen mit den Gedanken, den Geist nicht wandern zu lassen, sondern darauf zu achten, dass Sie bei der Übung und bei sich sind. Und durch das aktive Lenken Ihrer Aufmerksamkeit lenken Sie auch Ihre Energie an die entsprechenden Stellen im Körper. Allmählich werden Sie auch feststellen, dass Sie immer feinere Empfindungen im Körper wahrnehmen. Es ist, wenn Sie mögen, wie ein Lauschen nach innen.

Zusammengefasst kann man sagen, Qi Gong wirkt sowohl innerlich als auch äußerlich. Äußerlich durch die Bewegung auf die Muskulatur, innerlich durch die Atmung, die Vorstellungskraft und Aufmerksamkeit. Erst indem das „innere Auge" in den Körper hineinschaut und wahrnimmt, wie durch Atmung und Bewegung die Energie gelenkt wird, entsteht der Qigong-Effekt. Die Atmung lenkt die Bewegung und umgekehrt.

STÄRKUNG RUNDUM: Zusätzlich zu den bereits genannten Effekten wird auch das Immunsystem gestärkt, die Entspannungsfähigkeit und die Fähigkeit zur Stressbewältigung unterstützt sowie die Konzentrationsfähigkeit gefördert. Viele Praktizierende berichten, dass sie sich geistig klarer fühlen und eine Steigerung des Vitalgefühls erleben.

Feldenkrais-Methode

Die Feldenkrais-Methode (nach dem Wissenschaftler Moshé Feldenkrais) ist eine körperorientierte Bewegungsmethode, die darauf abzielt, das Gefühl für den eigenen Körper, das Körperbewusstsein, zu verbessern und somit die Bewegungsfähigkeit zu optimieren.

Der Ansatz basiert auf der Annahme, dass der Körper in jedem Alter in der Lage ist, zu lernen und sich neu zu organisieren. Die Methode leitet die Praktizierenden dazu an, die Aufmerksamkeit ganz bewusst auf ihre Bewegungen zu lenken sowie auf die Art und Weise zu achten, wie sie sich im Raum bewegen. Durch die bewusste Wahrnehmung können ungünstige Bewegungsmuster und daraus entstehende Bewegungseinschränkungen identifiziert und alternative, effizientere Bewegungsweisen entwickelt werden. Bewegung spielt in dieser Methode also die zentrale Rolle für die Aufrechterhaltung und Verbesserung der körperlichen und auch geistigen Gesundheit.

Bei der Feldenkrais-Methode gibt es zwei Ansätze, die miteinander kombiniert werden. Einmal geht es um die „Funktionale Integration" und „Bewusstheit durch Bewegung". Bei der Funktionalen Integration arbeitet ein Therapeut oder eine Therapeutin individuell mit einer einzigen Person zusammen. Durch sanfte Berührungen und Bewegung werden „blinde Flecken" in der Bewegung aufgespürt, Funktionseinschränkungen fühlbar gemacht und gleichzeitig neue Bewegungsmöglichkeiten vermittelt, außerdem wird die Körperwahrnehmung verbessert. Der oder die Betroffene kann dadurch die neue, alternative Bewegungsmöglichkeit unmittelbar spüren und ausprobieren. Das Einzelsetting ermöglicht, direkt und ausreichend lange auf die persönlichen Bedürfnisse einzugehen.

Der zweite Ansatz wird in der Gruppe durchgeführt. Hier geht es um die Bewusstheit durch Bewegung. Trainer geben verbal Anleitung für verschiedene Bewegungssequenzen. Die teilweise komplexen Bewegungsabläufe werden dabei in kleine Teile zerlegt, um die Aufmerksamkeit auf spezifische Details zu lenken. Auch hier geht es um die bewusste Ausführung von Bewegung und die Erforschung verschiedener Variationen derselben Bewegung, um neue Bewegungsmöglichkeiten zu entdecken und diese dann in den Alltag zu integrieren.

Die Feldenkrais-Methode hat bei regelmäßiger Anwendung verschiedene Vorteile. Sie kann dabei unterstützen, Schmerzen und andere körperliche Beschwerden zu lindern. Insbesondere dann, wenn die Beschwerden durch ungünstige Bewegungsmuster verursacht werden, die zu Verspannungen bestimmter Körperregionen führen.

Außerdem kann die Methode dazu beitragen, die Körperwahrnehmung und das Körperbewusstsein zu verbessern sowie die propriozeptive Wahrnehmung zu fördern. Propriozeption bedeutet die Wahrnehmung der Lage beziehungsweise Position des eigenen Körpers im Raum und auch der verschiedenen Körperteile zueinander. Dadurch ist man in der Lage, Bewegungen feiner zu steuern und den eigenen Bewegungsradius besser zu nutzen. Durch die Konzentration auf die eigenen Bewegungsmuster und Bewegungsabläufe steigert sich die geistige Flexibilität und die Aufmerksamkeit wird geschult. Die Feldenkrais-Methode bietet also eine ganzheitliche Herangehensweise an Bewegung und Körperbewusstsein. Sie nutzt die Fähigkeit des Körpers zur Selbstwirksamkeit, Selbstregulation und über Bewegung zu lernen. Sie ermöglicht eine tiefgreifende Veränderung von Bewegungsmustern und führt zu einer Verbesserung der allgemeinen Lebensqualität.

Die Feldenkrais-Methode kann eine wertvolle Ergänzung zu anderen Therapieformen darstellen und bei muskulären, orthopädischen und chronischen Schmerzen sowie neurologischen Problemen unterstützend wirken.

Achtsamkeitsmeditation

Die Achtsamkeit oder Achtsamkeitsmeditation hat ihren Ursprung in der buddhistischen Tradition und Kultur. Ganz generell heißt achtsam sein, im gegenwärtigen Moment zu sein und diesen bewertungsfrei und bewusst wahrzunehmen. Das bewusste Wahrnehmen bedeutet, dass man mit seiner Aufmerksamkeit im Hier und Jetzt bleibt. Man konzentriert sich auf den Atem, beobachtet Gedanken, Gefühle oder körperliche Empfindungen, aber eben ohne diese zu bewerten. Eine Bewertung kann einem zwar in den Kopf kommen, aber man lässt sie weiterziehen, hält sich nicht an ihr fest.

Bemerken Sie zum Beispiel ein Stechen in der linken Hand, benennen Sie dieses kurz – also „ich habe gerade ein Stechen in der linken Hand" – lassen es da sein, so wie es ist, und kehren mit Ihrer Aufmerksamkeit zurück zu dem, was im selben Moment noch passiert. Ich sitze auf einem schönen Balkon, die Sonne scheint, der Himmel ist blau mit kleinen Wölkchen, vor mir ist eine grüne Wiese, durch die sanft der Wind streicht. Den Wind spüre ich auch auf meinen Händen und im Gesicht, die Vögel zwitschern ...

Wie wenig Achtsamkeit im Alltag stattfindet, kann man gut an sich selbst beobachten. Überlegen Sie sich bewusst, wie oft Sie gedanklich nicht bei der Tätigkeit sind, die Sie gerade ausführen oder innerlich nicht vollkommen an dem Ort sind, an dem Sie sich gerade befinden. Nur allzu oft schweifen unsere Gedanken ab.

Erkennen Sie sich wieder? Wenn das so ist und Sie sagen, dass Sie das von sich gut kennen, kein Problem, denn achtsam zu sein kann man trainieren.

Die Achtsamkeitsmeditation oder auch achtsamkeitsbasierte Übungen werden schon längere Zeit in der Behandlung psychischer wie aber auch körperlicher Krankheiten angewendet. In großen Studien konnte gezeigt werden, dass sie sich besonders positiv bei Menschen mit Depression und Angsterkrankungen, aber auch Schmerzstörungen und Abhängigkeitserkrankungen auswirkt.

Die Idee der Achtsamkeit wird in immer mehr Bereichen des alltäglichen Lebens und der Arbeit beachtet. Wer sie für sich umsetzt, empfindet meist auch weniger Stress, schläft besser und fühlt sich im Allgemeinen zufriedener.

Yoga

Yoga ist eine ganzheitliche Methode, die Bewegung, Atem, Meditation und Entspannungstechniken miteinander kombiniert. Yoga ist gut dazu geeignet, körperliche und mentale Stärke aufzubauen.

Durch die Yoga-Übungen trainiert man die Muskulatur und verbessert die Flexibilität im Körper, zusätzlich haben die Übungen einen positiven Einfluss auf die Körperhaltung.

Die Übungen erfordern eine gute körperliche Koordination und Körperkontrolle und auch eine gewisse Kraft, um die verschiedenen Yoga-Positionen einzunehmen und über eine etwas längere Zeit halten zu können.

Yoga fördert nicht nur die Flexibilität des Körpers insgesamt, sondern auch die Balance und den Gleichgewichtssinn. Die Beweglichkeit der Gelenke verbessert sich, verkürzte Muskeln werden gedehnt und Verklebungen in den Faszien gelöst.

Wer Yoga praktiziert, lernt, bewusster auf den Körper zu achten und ein feineres Gefühl für Körperempfindungen zu entwickeln.

TECHNIKEN DER ACHTSAMKEIT

Es muss nicht die klassische Meditation sein. Finden Sie heraus, was Ihnen am besten gefällt. Wir stellen vier Varianten vor.

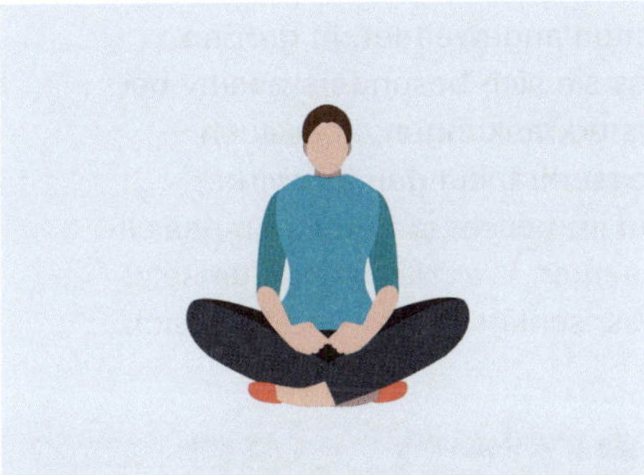

Stilles Sitzen: Die Übung besteht darin, in angenehmer Position still zu sitzen und die Gedanken urteilsfrei vorbeiziehen zu lassen. Falls Sie den Fokus verlieren, kehren Sie einfach immer wieder zurück.

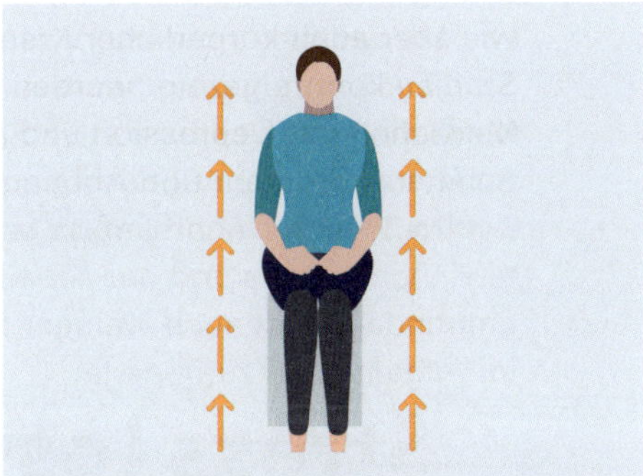

Bodyscan: Wandern Sie mit Ihrer Wahrnehmung langsam und schrittweise von den Zehen bis zum Scheitel durch den ganzen Körper. Beurteilen Sie nicht, spüren Sie in sich hinein.

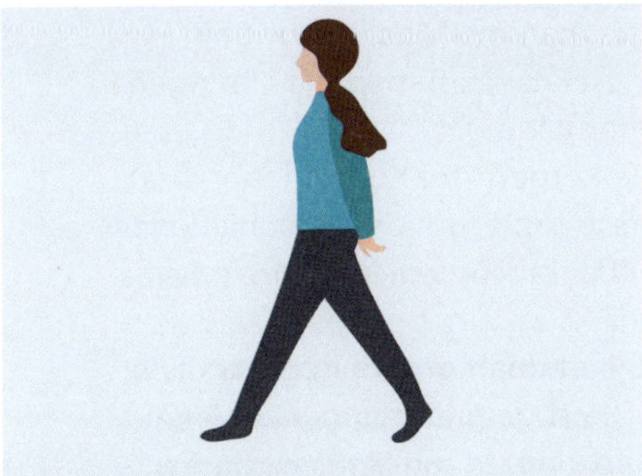

Gehmeditation: Nehmen Sie bewusst jeden Schritt, den Boden unter Ihren Füßen und jede Bewegung wahr. Sie können auch zusätzlich Vögel oder Blumen am Wegesrand zählen.

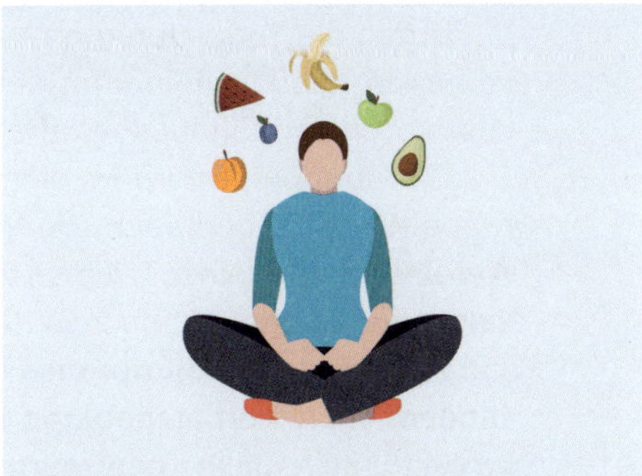

Essmeditation: Versuchen Sie, bei jedem Bissen Geschmack, Textur und Temperatur intensiv wahrzunehmen. Kauen Sie langsam, fühlen, schmecken und genießen Sie.

Durch die Ausrichtung auf den Atem und die Konzentration auf den Moment sowie gegenwärtige Erfahrungen entwickelt sich ein tieferes Verständnis für den eigenen Körper und die entsprechenden eigenen Bedürfnisse. Durch dieses verbesserte Körperbewusstsein können auch die persönlichen Grenzen der körperlichen Leistungsfähigkeit besser wahrgenommen werden. Das unterstützt nicht nur im normalen Alltag. Man merkt auch, ab wann man sich bei den unterschiedlichen Übungen überlasten und womöglich überanstrengen oder verletzen würde.

Zentrale Komponenten des Yoga sind die bewusste Atmung und die Meditation. Durch die Anwendung bestimmter Atemtechniken und das Einbeziehen meditativer Elemente können wir Stress abbauen. Wie bei allen übenden Verfahren gelingt das jedoch nur, wenn die Übungen mit einer gewissen Regelmäßigkeit praktiziert werden. Nur dann lassen sich positive Effekte spüren. Bei manchen Menschen werden sogar Endorphine freigesetzt, die das emotionale Wohlbefinden steigern. Yoga verbessert zudem die Schlafqualität.

Stress loswerden, den Alltag neu gestalten

Jetzt geht es darum, sich selbst im Blick zu haben. Versuchen Sie mal, wie von außen auf sich zu schauen und zu erkennen, was Sie jetzt brauchen.

Wer unter Long Covid leidet, erlebt häufig eine erhöhte Stressbelastung. Das hat im Groben zwei Gründe. Zum einen ist das Erleben und Aushalten von Symptomen, die dauerhaft vorhanden sind oder mit einer nicht vorhersagbaren Häufigkeit und Intensität auftreten, schon für sich alleine genommen eine körperliche Stresssituation. Zum anderen befinden Sie sich in einem Zustand stark reduzierter Leistungsfähigkeit, in dem Dinge als stressauslösend empfunden werden können, die ehemals leicht von der Hand gegangen sind und keinerlei Nachdenken erfordert haben.

Um das Phänomen Stress in diesem Zusammenhang genauer zu verstehen, machen wir einen kleinen Ausflug in die Stressforschung.

Wenn Sie einmal darüber nachdenken, wann Sie gestresst sind, fallen Ihnen bestimmt sofort Situationen ein, die für Sie damit verbunden sind. Dazu ein Beispiel: Sie wollen gerade von der Arbeit nach Hause und im letzten Moment kommt eine E-Mail mit einer Aufgabe, die Sie unbedingt noch bis morgen fertigmachen sollen. Oder: Sie wollen los auf den Weg zum Kinderarzt und Ihre Tochter möchte nun ausgerechnet heute keine Schuhe tragen. Oder: Sie wollen nach einem anstrengenden Tag Ihre Lieblingsserie anschauen, doch ausgerechnet in diesem Moment gibt es ein Problem mit dem Internet und Sie können die Folge nicht laden.

So wie die skizzierten Situationen kann auch die Long-Covid-Symptomatik mit den vielen Körperbeschwerden und der eingeschränkten Leistungsfähigkeit Stress auslösen. Etwa wenn Sie mit einer Freundin oder einem Freund in einem Café sitzen und Sie dem Gespräch nicht mehr oder nur noch in Teilen folgen können, weil Sie Brain Fog (siehe S. 25) plagt. Das ist nur ein mögliches Beispiel von unendlich vielen und natürlich sind es für jeden Menschen unterschiedliche Reaktionen.

Die Auslöser für eine Stressreaktion sind damit sogenannte Stressoren, also Stressauslöser. Hilfreich beim Aufspüren Ihrer eigenen Stressauslöser kann es sein, wenn Sie den folgenden Satz vervollständigen: „Ich gerate in Stress, wenn …“. Allgemein gesprochen sind typische Auslöser häufig eine zu hohe Leistungsanforderung, eine zu große Arbeitsmenge, soziale Konflikte, also Probleme mit anderen Menschen, sei es im Privaten oder bei der Arbeit – oder genereller Zeitdruck.

Es kann gut sein, dass sich Ihre persönlichen Stressoren seit dem Auftreten Ihrer Long-Covid-Symptomatik verändert haben. Vielleicht sind Sie in einigen Bereichen schneller gestresst oder empfinden zum ersten Mal überhaupt Stress, und das in Situationen, die Sie früher mit großer Gelassenheit gemeistert haben. Fragen Sie sich aber auch, in welchen Bereichen Sie vielleicht gelassener geworden sind – das kommt nämlich ebenfalls vor!

Zu den Stressoren kommt nun ein zweites Phänomen hinzu, das zur Stressentstehung ebenso substanziell beiträgt. Vielleicht haben Sie schon beobachtet, dass nicht jeder Mensch auf dieselbe Situation mit der gleichen Stressreaktion reagiert. Wenn wir uns an das

Beispiel aus dem Büro erinnern: Vielleicht haben Sie eine Kollegin, die beim Aufbruch nach Hause die E-Mail mit der Aufgabe und der ungünstigen Deadline mit absoluter Gelassenheit hinnehmen würde. Oder bei der Situation mit der Tochter, die keine Schuhe tragen möchte. Vielleicht haben Sie sich beim Lesen gedacht: „Wenn meine Tochter keine Schuhe anzieht, dann nehme ich sie eben in Socken mit und packe die Schuhe in einer Tasche ein." Womöglich hätten Sie kein Stresserleben gespürt.

Die Unterschiede im Stresserleben sind nicht nur zwischen verschiedenen Personen vorhanden, es ist sogar so, dass ein und dieselbe Person an verschiedenen Tagen unterschiedlich auf dieselbe Situation reagieren kann. Wie wir reagieren, kommt also auch auf unsere Tagesform an.

Weshalb reagieren wir auf Stressoren so unterschiedlich?

Der Grund hierfür liegt darin, dass unsere eigene Stressreaktion nicht nur durch den Stress an sich entsteht, sondern auch in unserem Kopf. Es kommt darauf an, was wir in einer bestimmten Situation denken und wie wir das tun. Dieser Denkprozess läuft innerhalb von Sekundenbruchteilen ab und ist uns nicht bewusst. Es passiert automatisch und wird nicht willentlich oder geplant von uns gesteuert. Es entsteht also eine Situation, die wir blitzartig entlang zweier Dimensionen beurteilen. Zum einen geschieht eine Einschätzung der Situation als solche und zum anderen eine Einschätzung der eigenen Fähigkeit, die Situation zu lösen.

Die Einschätzung der Situation kann entweder neutral, stressinduzierend oder positiv/günstig ausfallen.

Noch einmal ein Beispiel aus dem Arbeitsleben: Sie kommen aus dem Urlaub, öffnen Ihren E-Mail-Account und sehen eine Flut von Nachrichten. Nun gibt es drei Möglichkeiten zu reagieren oder eine Einschätzung der Situation vorzunehmen. Eine neutrale Einschätzung wäre: „Okay. Dann fange ich jetzt an. Arbeite alles in Ruhe ab. Das ist Routine." Eine stressinduzierende Einschätzung wäre hingegen, wenn Sie so oder so ähnlich darüber denken: „Jetzt muss ich besonders konzentriert sein! So viele E-Mails! Damit ist das, was ich mir eigentlich für den Arbeitstag vorgenommen habe, erledigt ...".

Eine positive oder günstige Einschätzung wäre etwa: „Ach, sehr gut. Jetzt kann ich den halben Tag erst einmal ganz gemütlich meine E-Mails filtern und abarbeiten, also gesammelte Werbung gleich löschen, wichtige Nachrichten markieren. Dann muss ich mich nicht mit weiteren Dingen beschäftigen."

Nach einer Einschätzung und Bewertung der Situation gibt es auch noch die Einschätzung der eigenen Kompetenz. Inwieweit bin ich davon überzeugt, dass ich der Situation gewachsen bin und diese meistern kann? Eine mögliche Einschätzung wäre: „Das habe ich noch nach jedem Urlaub geschafft – gar kein Problem." Oder aber auch: „Wie soll ich das alles schaffen? Ich bin jetzt schon ganz k. o." Oder: „Ach, so viele Mails hatte ich noch nie, aber das ist nun eine tolle Herausforderung für mich. Mal schauen, wie fix ich durch bin."

Sie sehen, unser Denken ist ganz schön schnell und komplex. Es entscheidet maßgeblich darüber, wie wir uns in solchen Situationen fühlen! Bei Patientinnen und Patienten mit einer Long-Covid-Symptomatik ist dieser unbewusste Prozess besonders wichtig beziehungsweise ist es besonders wichtig, sich diese Prozesse klarzumachen, um dann besser Einfluss nehmen zu können.

Überlegen Sie einmal, wie Ihre Situation mit den vielen Beschwerden ist und welche Auswirkungen Ihre Symptomatik auf Sie hat! Viele Betroffene berichten, dass sie durch verschiedenste Symptome wie Fatigue, Brain Fog oder Atemnot Alltagsaufgaben nicht mehr bewältigen können. Schritt zwei der Einschätzung Ihrer Situation – nämlich die Einschätzung Ihrer Kompetenz, diese Situation zu bewältigen – hat sich durch die Erkrankung grundlegend geändert. Während Sie früher vielleicht bei einer Flut von E-Mails nach dem Urlaub gedacht haben: „Das schaffe ich schon, auch wenn es lange dauert", sind Sie nun verunsichert: „Hoffentlich schaffe ich das mit meinen Konzentrationsschwierigkeiten und bin danach nicht so erschöpft, dass gar nichts mehr geht!" Es geht sogar noch weiter, dass vielleicht Situationen für Sie zum Stressor werden, über die Sie früher gar nicht nachgedacht haben und in denen früher überhaupt keine Einschätzung erfolgt ist. Die Treppe in den zweiten Stock zu Ihrer Wohnung beispielsweise haben Sie früher neutral bewertet: „Jetzt gehe ich die Treppe hoch" (neutrales Einschätzen der Situation). Nun denken Sie: „Jetzt brauche ich meine gesammelten Kräfte, um diese Treppe zu bewältigen" (stressinduzierendes Einschätzen der Situation). Besonders der Vergleich zwischen „früher" und „heute mit der Symptomatik" in der Einschätzung der eigenen Kompetenz ist frustrierend und macht häufig traurig.

Wie schon zuvor beschrieben, läuft der Prozess des Einschätzens des Stressors, bestehend aus dem Einschätzen der Situation und dem Einschätzen der eigenen Kompetenz, sehr schnell und unbewusst ab. Alles, was Sie merken, ist entweder ein Stressgefühl oder das Ausbleiben eines Stressgefühls. Das ist an sich sehr praktisch, denn das Gehirn braucht sich keine Mühe zu machen, diese Gedanken mit viel Energie ins Bewusstsein zu holen und sich damit zu beschäftigen. Jetzt sind Sie aber in einer neuen Situation, in der es darum geht, nach Möglichkeiten der Stressbewältigung Ausschau zu halten. Das erfordert, dass wir uns bewusst Gedanken über diese sonst unbemerkt ablaufenden Prozesse machen. Wann geraten Sie unter Stress? Versuchen Sie einmal folgenden Satz weiterzuschreiben. „Ich setze mich unter Stress, indem …"

Typischerweise haben Menschen, die sehr hohe Ansprüche an sich und ihr Tun haben und eher ungeduldig sind, die dazu neigen, sich zu überfordern und Schwierigkeiten haben, Hilfe anzunehmen, eine Reihe an Gedanken, die sie in Stress versetzen. Diese Eigenschaften sind nicht per se schlecht, denn sie haben sie im Leben vorangebracht, aber in dieser neuen Long-Covid-Situation gilt es neu zu denken, alte Strukturen zu hinterfragen und sich auf einen alternativen Weg zu begeben. Denn je mehr dieser Eigenschaften Sie in sich vereinen, desto wahrscheinlicher ist es, dass Sie durch diese Gedanken im Alltag Stress erleben.

Doch seien Sie sich sicher: Sie stehen damit nicht allein da. Viele Menschen sind, auch unabhängig von Long Covid, irgendwann in ihrem Leben damit konfrontiert, sich mit diesen Prozessen zu beschäftigen und alternative Herangehensweisen zu entwickeln.

Wenn wir unter Stress geraten, sind die Reaktionen darauf ebenso unterschiedlich. Manche Menschen reagieren mit blindem Aktionismus, andere schaffen gar nichts mehr, sind wie gelähmt und geben auf, andere lenken sich ab und machen Dinge, die nichts mit der eigentlichen Aufgabe zu tun haben.

Auch der Körper eines jeden reagiert auf Stress unterschiedlich, auch an unterschiedlichen Stellen. So berichten manche Personen von Herzklopfen, andere leiden unter Verspannungen der Schulter und Rückenmuskulatur, wieder andere bekommen Kopfschmerzen oder Migräne. Zusätzlich ist unser Denken durch den Stress beeinflusst. Manche Menschen funktionieren unter Stress sehr gut, sie besitzen die Fähigkeit, sich dann besonders gut konzentrieren zu können, andere berichten von ineffizientem „Gedankenkreisen".

STRESS SCHLAUCHT: Auch wenn man Stress nicht immer negativ spürt, ist er für den Körper auf Dauer nicht gut. Je belastender das Stresserleben ist, desto anstrengender ist es und führt langfristig zu einem tiefen Erschöpfungsgefühl. Bei Long Covid kommen die durch den empfundenen Stress ausgelösten Erschöpfungsgefühle noch auf das eigentliche Erschöpfungsgefühl oben auf.

Nun haben wir mit der Lupe auf den Prozess der Stressentstehung geschaut, aber wie können wir die Situation verändern, wie können wir mit der Situation umgehen? Die gute Nachricht ist, dass wir an allen drei Punkten, also den Stressoren, den Gedanken, die uns in Stress versetzen und der Stressreaktion, ansetzen können. Wir haben also ein Füllhorn an Möglichkeiten, das Stressniveau zu senken.

Stressmanagement

Das Motto: Nicht alles, was Sie können, müssen Sie auch tun. Pausen sind gut und wichtig. Ein gutes Energiemanagement ist der Zurückgewinn von Lebensqualität!

Die erste Möglichkeit, den Stress zu reduzieren, ist, am Stressor selbst anzusetzen. Schauen Sie dafür zunächst, wie Sie den Satz „Ich gerate in Stress, wenn …" vervollständigt haben. Nun gilt es, diese Situationen aktiv zu verändern.

Bei der aktiven Beschäftigung mit dem Stressmanagement geht es viel um eine Neugestaltung des Alltags. Darüber machen sich die wenigsten Menschen Gedanken, wenn sie nicht müssen beziehungsweise wenn sie nicht durch äußere Umstände dazu gezwungen werden. Long Covid ist so ein äußerer Grund, der Alltagsstressoren aufzeigt und Ansatzmöglichkeiten zum problemorientierten Stressmanagement bietet.

Vor Ihrer Erkrankung lief vieles mehr oder weniger automatisch, unbewusst oder nebenher. Das ist mit Long Covid nicht mehr möglich und Sie sind gefordert, sich genau zu überlegen, welche Tätigkeiten für den heutigen Tag wichtig und sinnvoll sind. Nicht alles, was einem in den Kopf kommt, muss gemacht werden oder muss zumindest nicht gleich und direkt gemacht werden, so wie das vielleicht früher der Fall gewesen ist. Getreu dem Motto „Nicht alles, was kann, muss" können Sie beginnen, die Tätigkeiten genauer zu betrachten und zu überlegen, was Sie wann und vielleicht auch wie lange Sie es tun. Denn es sind nicht die außergewöhnlichen Situationen, die Long-Covid-Betroffene in Stress geraten lassen, sondern oftmals die alltäglichen Gegebenheiten, die jetzt eine Herausforderung werden und denen Sie nicht im Sinne von „Ich meide den Stressor und dann geht es mir besser" entgehen können.

Ein Beispiel für eine außergewöhnliche Situation wäre eine Teilnahme bei einem Halbmarathon. Bei Kilometer 15 bekommen Sie plötzlich starke Knieschmerzen, das versetzt Sie in Stress, denn Sie wollten es ja bis ins Ziel schaffen. Sie merken, dass das nicht möglich ist und brechen das Rennen ab. Durch den Abbruch des Rennens hören die Knieschmerzen direkt auf und Sie haben die stressauslösende Situation vermieden.

Bei Long Covid haben Sie aber mehr oder weniger andauernd Körperbeschwerden, die zwar auch in bestimmten Situationen auftreten können, meist jedoch situationsunabhängig. Ihre Muskelschwäche spüren Sie beim Einkaufen im Supermarkt, aber auch, wenn Sie mit Ihren Kindern Hausaufgaben machen. Weitere typische Symptome wie Kurzatmigkeit, Konzentrations- und Gedächtnisprobleme oder depressive und ängstliche Symptome sind nicht ausschließlich auf bestimmte und vorhersehbare Situationen begrenzt, sie treten ebenso unvermittelt auf.

Manche Patientinnen und Patienten versuchen dennoch, herauszufinden, welche Situation sie meiden könnten, damit sie nicht mit dem Stressor, also der stressauslösenden Situation, konfrontiert werden. Da es aber typisch für die Long-Covid-Symptomatik ist, dass sie in unterschiedlichen Intensitäten in verschiedenen Situationen auftritt – die Medizin sagt dazu, dass die Symptomatik „fluktuiert" – führt dies dazu, dass immer mehr Situationen ohne merkbaren Effekt gemieden werden. Das macht Ihren persönlichen Radius, Ihre persönlichen Freiheitsmomente immer kleiner und löst ebenso Stress aus. Des Weiteren fangen die meisten Betroffenen an, wie in einer Hab-Acht-Stellung jede Situation auf ihre potenziell stressauslösenden Eigenschaften zu prüfen. Vielleicht merken Sie schon beim Lesen, dass das Meiden aller potenziell stressauslösenden Situationen bei einer nicht berechenbaren Symptomatik als Lösungsversuch nicht zu empfehlen ist, denn es wird Ihnen schlicht nicht gelingen. Gut und hilfreich dagegen ist eine grundlegende Umstrukturierung beziehungsweise Neuplanung des Alltags, so wie das Menschen mit anhaltenden Beschwerden oder temporären Einschränkungen machen müssen.

GRENZEN VERSCHIEBEN LERNEN. Wenn Sie sich zum Beispiel den Arm gebrochen haben, müssen Sie überlegen, was Sie aktuell mit dem Arm im Alltag tun können und wo Ihre Grenzen sind. Auch ist zu überlegen, was Sie vielleicht auf einen späteren Zeitpunkt verschieben und wo Sie nach Unterstützung fragen können.

Wir haben bereits gelernt, dass die meisten Long-Covid-Betroffenen vor der Erkrankung nicht zu denjenigen gehört haben, die gerne um Hilfe und Unterstützung gebeten haben. Sie waren eher darauf getrimmt, alles allein zu schaffen und sich auf sich selbst zu verlassen. An die neue Situation müssen Sie sich erst gewöhnen. Wenn Sie für sich merken, dass es Ihnen wirklich schwerfallen würde, um Hilfe zu bitten, ist es sinnvoll zu überlegen, was Sie einem guten Bekannten oder Freund sagen würden, wenn dieser sich den Arm gebrochen hätte. Sie würden ihn vermutlich dazu ermuntern und sagen: „Das ist genau der richtige Umgang im Alltag, wenn du dir den Arm gebrochen hast. Mach weniger und hol dir Unterstützung."

Vielleicht probieren Sie diesen „Trick" einmal aus – Sie werden feststellen, dass es dann etwas leichter geht. Neben der Tatsache, dass es vielen Betroffenen generell schwerfällt, mit eigener Schwäche und Hilfsbedürftigkeit umzugehen, sieht man die Long-Covid-Symptomatik häufig auch nicht von außen. Der „Gips", um in der Metapher mit dem Armbruch zu bleiben, ist sozusagen unsichtbar. Nach außen wirkt alles „ganz normal".

Das macht die Situation nochmals schwerer, aber trauen Sie sich, diesen Schritt zu gehen. Beginnen Sie Ihren Alltag umzustrukturieren. Sie könnten zum Beispiel den Hausputz auf mehrere Tage aufteilen. Haben Sie vor Corona noch alles an einem Tag erledigt, ist es für den Moment vielleicht genug, nur zu staubsaugen und das Badputzen auf den übernächsten Tag zu legen. Am besten gelingt das, wenn Sie sich einen Wochenplan machen und zunächst den Ist-Zustand abbilden. Welche Tätigkeiten, Aufgaben, Pflichten, Hobbys, Relaxzeiten haben Sie in einer typischen Woche?

Es kommt nicht darauf an, dass dieser Wochenplan besonders perfekt wird, legen Sie einfach los, es geht nur darum, einen groben Überblick zu haben. Als Nächstes nehmen Sie zwei farbige Stifte zur Hand. Markieren Sie die Tätigkeiten, die für Sie Pflichten sind, zum Beispiel orange, und Tätigkeiten, die keine Pflicht sind, grün. Typischerweise sind manche Tätigkeiten nicht immer trennscharf zu definieren, diese können Sie auch mit beiden Farben markieren.

NEHMEN SIE DIE PFLICHTEN UNTER DIE LUPE, indem Sie sich bei den Tätigkeiten folgende Fragen stellen: Wie stark löst diese Pflicht in mir Stress auf einer Skala von 0 bis 10 (0 = kein Stress, 10 = stärkster Stress, den ich mir vorstellen kann) aus? Kann ich diese Pflicht delegieren? Was passiert, wenn ich diese Pflicht nicht mehr wahrnehmen würde und niemand anderes sie in der aktuellen Situation ausführt? Wäre das wirklich schlimm oder katastrophal?

Beantworten Sie diese Fragen so ehrlich wie möglich! Ausgehend von Ihrer Reflexion versuchen Sie dann, diejenigen Pflichten durchzustreichen, die Sie entweder lassen, reduzieren oder delegieren können. Zu den typischen Pflichtaufgaben gehört etwa der bereits oben erwähnte Hausputz. Die Frage wäre dann: „Wie häufig muss ich aktuell tatsächlich putzen?" Lassen Sie dann den Wochenplan auf sich wirken: Wie fühlt es sich an, etwas von diesem Plan zu streichen? Wird das Päckchen auf dem Rücken schon ein bisschen leichter?

Nehmen Sie nun die Tätigkeiten außerhalb Ihrer Pflichten unter die Lupe und fragen Sie sich, wobei Sie wieder zu 100 Prozent ehrlich sein sollten:

1 **STRESSSTÄRKE:** Wie stark löst diese Tätigkeit in mir Stress auf einer Skala von 0 bis 10 (0 = gar kein Stress, 10 = der stärkste Stress, den ich mir vorstellen kann) aus?

2 **WOHLBEFINDEN:** Wie viel Freude und Kraft bringt mir diese Tätigkeit auf einer Skala von 0 bis 10 (0 = gar keine Freude, 10 = die stärkste Freude, die ich mir vorstellen kann).

3 **KONSEQUENZEN:** Was würde passieren, wenn ich die Tätigkeit lassen würde? Was würde das für mich kurzfristig (am selben Tag) und was würde es für mich langfristig bedeuten (in den Tagen und Wochen danach)? Würden die langfristigen Folgen mir eher gut- oder schlechttun?

Versuchen Sie auch hier ein Fazit zu ziehen. Manchmal führen wir nämlich vermeintlich „angenehme" Aktivitäten aus, die uns aber eigentlich mehr Kraft entziehen, als sie uns geben. Zum Beispiel berichtete eine Patientin, dass sie seit Jahrzehnten in einem Streich-

BEWERTUNG VON AUFGABEN

Machen, lassen, reduzieren oder delegieren? Folgende Fragen sollen Ihnen die Entscheidung erleichtern.

	FENSTER PUTZEN	**SPORT MACHEN**
Wie stark löst diese Tätigkeit Stress aus? Auf einer Skala von 1 bis 10	8	7
Wie stark löst diese Tätigkeit Freude aus? Auf einer Skala von 1 bis 10	1	5
Kann die Tätigkeit teilweise ausgeführt werden?	×	×
Kann die Tätigkeit delegiert werden?	✓	×
Welche kurzfristigen Konsequenzen hätte das Unterlassen der Tätigkeit	– Dreckige Fenster – Erleichterung	– Zeit für einen entspannten Abend – Erleichterung
Welche langfristigen Konsequenzen hätte das Unterlassen der Tätigkeit?	– Dreckige Fenster	– Weniger Sozialkontakte – Nachlassende körperliche Fitness
Wie schlimm wären die langfristigen Konsequenzen bei völligem Unterlassen der Tätigkeit? Auf einer Skala von 1 bis 10	3	8

quartett spiele, obwohl ihr die Stücke und das Spielen gar keine Freude mehr bereiten würden, sie jedoch immer „dabeigeblieben" sei, weil ja sonst eine Stimme fehle. Ein Anhaltspunkt, ob eine Tätigkeit mehr Freude und Kraft gibt, als sie nimmt, ist die Frage nach den langfristigen Folgen beim Weglassen der Tätigkeit. Würde Ihnen dies gut- oder schlechttun? Legen Sie auf die langfristigen Folgen deutlich mehr Gewicht als auf die kurzfristigen. Es könnte zwar eine kurzfristige Erleichterung bedeuten, nicht mehr in die wöchentliche Sportgruppe zu gehen, langfristig würden Sie jedoch den Kontakt zu den Mitsportlern verlieren, der Ihnen eigentlich guttut, und auch Ihre körperliche Fitness würde nachlassen.

Ausgehend von diesen Fragen versuchen Sie wieder, Tätigkeiten vom Wochenplan zu streichen. Beobachten Sie sich auch hier: Wie fühlt es sich an, eine Tätigkeit zu streichen?

Wie zuvor geschrieben: Nicht alles, was Sie machen können, müssen Sie auch tatsächlich machen! Auch wenn es manchmal so scheint, als ob wir keine Wahlmöglichkeiten und keine Entscheidungsfreiheit haben – das ist eigentlich nie der Fall. Wenn es Ihnen sehr schwerfällt, etwas von Ihrem Wochenplan zu streichen, sprechen Sie mit einer vertrauten Person darüber. Erklären Sie der Person Ihre Lage und hören Sie genau zu, was das Gegenüber dazu für eine Meinung hat. Oftmals ist man so in seiner Denkweise gefangen, dass ein neuer Blickwinkel von außen sehr hilfreich sein kann, auch wenn dieser zunächst schwierig anzunehmen ist. Aber mit genügend Ehrlichkeit sich selbst gegenüber wird es Ihnen bestimmt gelingen, die Vorschläge umzusetzen!

Neben der Analyse der verschiedenen Alltagsaufgaben können Pausen einen entscheidenden Beitrag zur Stressreduktion leisten. Es mag Ihnen bisher womöglich fremd gewesen sein, bei einer Tätigkeit oder überhaupt im Alltag Pausen einzulegen. Sie waren vielleicht vom Aufstehen bis zum Bettgehen aktiv und ständig unterwegs, haben manchmal sogar keine Mittagspause gemacht oder diese arbeitend verbracht. Oder Sie haben Pause nur als Pflichtpause betrachtet, indem Sie etwa das Mittagessen vor dem Bildschirm zu sich genommen haben?

Diese Form des Tagesablaufs ist auch ohne an Long Covid zu leiden nicht empfehlenswert, aber mit Long Covid schon gar nicht beziehungsweise geht das bei den meisten Betroffenen auch nicht. Legen Sie Pausen ein, denn diese sind gut und wichtig! Unser Körper möchte auch im ganz normalen Alltag mal einen kurzen Stopp, ein kurzes Durchatmen. Das brauchen wir, das braucht unser Gehirn. Nur mit adäquaten Pausen schaffen Sie es, Ihre Energie gut einzuteilen und sich nicht ständig in ein Überforderungserleben zu manövrieren. Und das ist jetzt mit Long Covid doppelt wichtig.

Auch hier kann es natürlich passieren, dass eine innere Stimme Ihnen sagt, dass eine Pause zu machen nicht geht, dass Pause machen etwas mit Faulsein, Nicht-arbeiten-wollen oder so zu tun hat. Das ist falsch. Denn ein gutes Energiemanagement ist in Ihrer aktuellen Situation spielentscheidend. Das ist das A und O, um nicht in einem akuten Energieverlust zu enden, der Sie womöglich mehrere Tage außer Gefecht setzt. Die Krux an den plötzlichen Situationen des Energieverlustes bei Long Covid ist, dass man diese nicht immer unbedingt vorhersehen kann. Manchmal treten sie auch erst mit einer zeitlichen Verzögerung auf und treffen einen recht unverhofft. Umso wichtiger sind ein bewusstes Planen aller Tätigkeiten und ein vorausschauendes Energiemanagement. Eine erprobte Methode ist das sogenannte Pacing.

Pacing

Pacing ist eine Strategie des persönlichen Energiemanagements. Es hat zum Ziel, die eigenen Belastungsgrenzen einzuhalten, sich nicht zu überlasten und einen akuten Energieverlust mit einer nachfolgenden Verschlechterung der Körperbeschwerden und der Symptome zu vermeiden. Die Grenzen einhalten heißt nicht, bis direkt an die Grenze zu gehen, sondern wirklich darunter zu bleiben.

Es ist für die meisten Long-Covid-Betroffenen eine völlig neue Situation, sich überhaupt mit diesen Grenzen zu beschäftigen. Deswegen gilt es im ersten Schritt, die Grenzen überhaupt erst einmal kennenzulernen. Das betrifft die Grenzen nach oben, also der Menge Belastung, die an einem guten Tag möglich ist, und die Grenzen nach unten, also der maximalen Belastung an einem schlechten Tag. Um für beides ein Gefühl zu bekommen, ist es hilfreich, eine Zeit lang Tagebuch zu führen. Das Tagebuch wird Ihnen helfen, Muster zu erkennen und Tätigkeiten zu identifizieren, die zu belastend sind und welche, die Sie gut durchführen können.

Mit dem für Sie passenden Aktivitätsniveau können Sie nun Ihren Alltag gestalten und Tätigkeiten vorausschauend planen. Hier können Sie unter anderem auf die zuvor beschriebenen Methoden der Stressbewältigung zurückgreifen. Überlegen Sie, ob die Tätigkeit wirklich jetzt ausgeführt werden muss. Ob Sie Aufgaben in kleinere Teile aufteilen können. Ob jemand anderes die Tätigkeit ausführen kann. Und vergessen Sie nicht das ebenfalls schon beschriebene Thema Pflicht und wohltuende Dinge. Auch Dinge, die Freude machen, sollen ausgeführt werden, doch auch für diese brauchen Sie Energie, die Sie in Ihrer Energiekalkulation mit einrechnen müssen.

Vergessen Sie nicht: Pacing will geübt sein! Auch wenn sich das womöglich recht einfach liest. Es wird eine Zeit brauchen, bis Sie Ihre Geschwindigkeit und Ihr Aktivitätsniveau gefunden haben.

Bleiben Sie geduldig mit sich und versuchen Sie achtsam und konstruktiv mit der Situation umzugehen. Es wird auch schlechte Tage geben, das ist normal und gehört dazu, denn der Verlauf der Beschwerden bei Long Covid ist wellenförmig und nicht linear. Wenn möglich, schauen Sie an den schlechten Tagen auf das, was Sie schon erreichen konnten und nicht auf das, was noch nicht geht. Pacing anzuwenden heißt nicht, sich nur noch zu schonen.

Lebensqualität zurückgewinnen!

Es gibt sehr wenige Menschen, die sagen, dass eine anhaltende Erkrankung ihnen eine verbesserte Lebensqualität gebracht hätte. Dennoch sagen nicht wenige, dass sie die Symptome gezwungen hätten, ihr Leben langsamer anzugehen und über verschiedene bisher unbeachtete Dinge und eingeschliffene Verhaltensweisen nachzudenken.

Sätze wie die folgenden sind von Long-Covid-Betroffenen nicht selten zu hören: „Durch die Symptomatik habe ich gemerkt, wie ungut meine Arbeitsstelle für mich ist. Jetzt, da ich krankgeschrieben bin, bemerke ich das so richtig und ich konnte die Kraft aufbringen, zu kündigen und mir einen neuen Job suchen." Oder: „Jahrelang dachte ich, der Verein kann nicht ohne mich. Jetzt, wo ich durch die Symptomatik meine Ressourcen nicht mehr in die Vereinsarbeit stecken kann, bemerke ich, wie gut es dort auch ohne mich geht."

Sie können eine Krankheit sinnbildlich auch mit einem Sturm auf dem Meer vergleichen, der das Wasser aufwühlt, Gegenstände an den Strand spült und auch dort für Unordnung sorgt.

Im Wasser und an Land werden Dinge gelockert und durcheinandergewirbelt. Vielleicht werden Dinge zerstört, aber es entsteht auch Nährboden und Platz für Neues. An dieser Stelle können Sie sich einmal fragen: „Was hat Long Covid bei mir aufgewühlt? Was zerstört? Welche Strukturen wurden durcheinandergebracht?" Aber auch: „Welcher Nährboden ist bei mir entstanden? Wo ist Platz für Neues entstanden?" „Wo bin ich nun gezwungen, hinzusehen und etwas zu verändern, was ich seit Jahren wusste, aber vermieden habe?" Es kann sein, dass Freundschaften auseinandergebrochen sind, Sie nun aber wissen, wer auch in schlechten Zeiten zu Ihnen hält. Es kann sein, dass Sie Enttäuschungen oder unerwartete Überraschungen am Arbeitsplatz darüber erlebt haben, wie mit der Symptomatik umgegangen wird. Wie hat sich die Kommunikation in Ihrem engsten Umfeld, Ihrer Familie verändert? Und nicht zu vergessen: Wie hat sich Ihr Umgang mit Ihnen selbst geändert? Was wurde innerlich zerstört? Wo ist innerlich Neues entstanden?

Es kann sein, dass Sie bei der Reflexion gemerkt haben, dass sicher viel zerstört worden ist, sich viel geändert hat, aber vielleicht auch viel Platz für Neues entstanden ist. Eventuell wissen Sie spontan nicht, wie Sie den neu entstandenen Platz füllen sollen. Vielleicht haben Sie Ihren Arbeitsplatz gewechselt oder aufgegeben, unliebsame Hobbys abgesagt, „falsche Freundschaften" gekündigt, die Haushaltsaufgaben neu aufgeteilt, sodass nun viel Zeit übrig ist. Womit wollen Sie Ihren persönlichen, „nach dem Sturm gereinigten Strand" füllen? Sie sind nicht allein, wenn Sie über diese Frage erst einmal länger nachdenken müssen. Viele Patientinnen und Patienten wissen gar nicht, was sie mit diesem neu gewonnenen Platz anfangen können. Manchmal machen diese neuen Möglichkeiten auch Angst.

Wenn man sehr lange in einem Alltagstrott gelebt hat, ist dieser neue Platz erst einmal sehr ungewohnt! Sie können Ihren persönlichen Strand auch mit Ihrer Wohnung vergleichen. Durch Long Covid bekommen Sie Ihre gesamte Wohnfläche noch einmal zur Verfügung gestellt: Wie würden Sie die neuen Räume einrichten? Das ist spontan eine Herausforderung und diese kann zunächst Stress auslösen! Ihre vielleicht erst einmal zögerlich-ängstliche oder gestresste Reaktion ist also normal. Mit dem zweiten Blick können sich jedoch viele positive Möglichkeiten ergeben.

Um Ihre neue Wohnung einzurichten, ist es empfehlenswert, sich zunächst einmal umzusehen und zu entscheiden, welche alten Möbel Sie behalten möchten und ob Sie diese an einen neuen Platz stellen wollen. Als nächsten Schritt können Sie beginnen, sich nach neuen Einrichtungsgegenständen umzusehen und auch für diese einen geeigneten Ort innerhalb der Wohnung zu finden.

Hilfreich können bei diesen Überlegungen wie zum Beispiel die folgenden Sätze sein: „Was brauche ich *gerade jetzt* in meiner Situation? Was tut mir *gerade jetzt* mit meiner Symptomatik gut?" Schauen Sie sich die aufgezählten Aktivitäten auf S. 61 einmal an. Ist da etwas *zum aktuellen Zeitpunkt* für Sie dabei? Können Sie sich vorstellen, dass etwas davon Ihre Lebensqualität mit Ihrer aktuellen Symptomatik verbessern oder positiv unterstützen könnte?

Stressbewältigung durch Selbstinstruktion

Nach der problemorientierten Stressbewältigung, bei der es darum ging, Situationen aktiv neu zu gestalten und damit zu ändern, wenden wir uns nun der Selbstinstruktion zu. Selbstinstruktion ist eine Methode, mit der man sich selbst Anweisungen zu denken und zu handeln geben kann. Man lernt dadurch, bei sich selbst automatisch ablaufende Gedanken so zu verändern, dass man in einer Situation gelassener sein kann, als es davor der Fall gewesen ist. Im engeren Sinne könnte man sagen, dass die unbewussten Bewertungen einer Situation und der eigenen Fähigkeit, Situationen zu lösen, aktiv verändert werden (später mehr dazu).

EINFACH GUT DENKEN LERNEN: Je besser Sie es schaffen, in einer Situation neutrale oder sogar positive Gedanken zu haben, desto weniger kommt es auch zu einer Stressreaktion.

Wie der Name schon sagt, geht es bei der Selbstinstruktion darum, sich selbst zu instruieren und das nicht von außen zu erwarten. Eine Instruktion von außen gibt es oft zwischen Eltern und Kindern. Stellen Sie sich vor, Ihr Kind sieht sich einer herausfordernden Situation gegenüber. Sie sind mit einem Kind im Grundschulalter in einer Kletterhalle. Das Kind hat große Ängste, an der Wand emporzuklettern. Sie wissen aber, dass es dies schaffen kann oder es zumindest versuchen kann, so weit, wie es dann kommt. Was würden Sie zu dem Kind sagen? Vielleicht so: „Jetzt atmest du einmal tief durch und dann fängst du hier unten an. Dann schauen wir, wie weit du kommst. Du schaffst das! Ich glaube an dich!" Vielleicht würden Sie

TÄTIGKEITEN, DIE KRAFT GEBEN

Wenn es einem schlecht geht, vergisst man schnell, was Freude bereitet. Vielleicht sagen Ihnen die folgenden Vorschläge zu?

EIN BUCH LESEN

IN DER SONNE LIEGEN

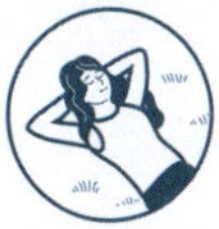

BARFUSS GEHEN

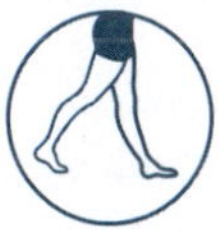

LÄCHELN

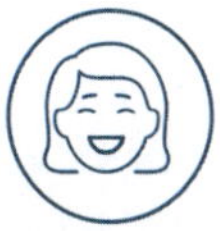

EIS ESSEN

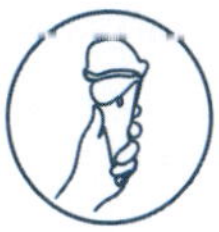

ZUM FRISEUR GEHEN

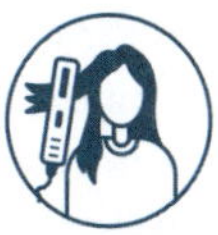

MUSIK HÖREN

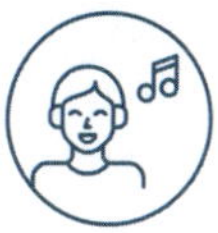

TIERE BEOBACHTEN

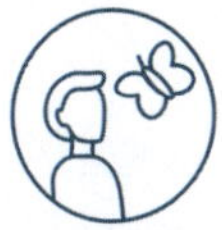

DIE WOHNUNG VERSCHÖNERN

SICH SCHÖN ANZIEHEN

WOLKEN BEOBACHTEN

EINEN PODCAST ANHÖREN

KOMPLIMENTE MACHEN

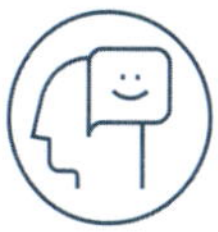

WASSER-SPIEGELUNGEN

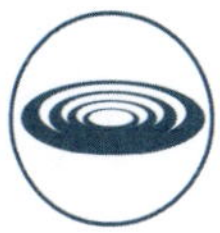

es anders formulieren, im Prinzip geht es jedoch darum, dem Kind liebevoll und ermutigend zuzureden. Diese Methode gilt es nun bei sich selbst anzuwenden. Versuchen Sie jetzt einmal, sich die letzte Situation wieder in den Kopf zu rufen, in der Sie Stresserleben hatten. Welche Sätze hätten Ihnen in diesem Moment gutgetan?

Vielleicht waren Sie in einer Situation, in der Sie eine unliebsame Post von der Krankenkasse bekommen haben und Sie gedacht haben: „Oh je, hoffentlich macht die Krankenkasse wegen meiner Krankschreibung keinen Ärger, das kann ich jetzt gar nicht gebrauchen!" In dieser Situation wäre eine mögliche gute Selbstinstruktion: „Jetzt atme ich mal tief durch, mache den Brief auf und lese langsam Satz für Satz, was die Krankenkasse mir mitteilen will." Die Selbstinstruktion stärkt Sie! Auf unbewusster Ebene schaffen Sie es, die Bewertung der eigenen Kompetenz zu modulieren, das heißt so viel zu bearbeiten, dass weniger oder kein Stress entsteht.

Erwartungsmanagement und Selbstwirksamkeit

Es gibt Menschen, die so erscheinen, als ob sie nicht darauf aus sind, sich über ihre Leistung nach außen hin zu definieren. Sie gehen ihrer normalen Arbeit nach, haben keine großen Besitztümer oder Ersparnisse, haben keine erkennbaren Hobbys, fühlen sich aber trotzdem stark und vor allem zufrieden. Und dann gibt es Menschen, die Großes in der Welt bewegen, sich mit Bekannten und Freundschaften schmücken, viel Besitz haben, von außen betrachtet „viel erreicht" haben, sich innerlich aber ganz schwach und kümmerlich fühlen, unzufrieden mit ihrem Leben sind.
Durch die Long-Covid-Symptomatik hat sich in Ihrem Leben sicher einiges verändert und von außen betrachtet scheinen Sie vielleicht weniger stark: Sie sind nicht mehr so leistungsfähig, erreichen „objektiv" weniger. Dies an sich selbst zu beobachten, ist schmerzlich. Sie können sich an dieser Stelle einmal fragen, wie häufig Sie sich selbst bewerten mit Gedanken wie: „Das hätte ich früher mit links gekonnt." „Was sollen die Nachbarn denken, wenn nun mein Mann die Einkäufe für mich erledigen muss?" Oder: „Bin ich meinen Kindern noch ein Vorbild, wenn ich mich so viel ausruhen muss und ihnen nicht mehr so gut bei den Hausaufgaben helfen kann?" Was

lösen solche Gedanken in Ihnen aus? Viele Patientinnen und Patienten schildern, dass sie nach solchen Gedanken regelrechte Grübelphasen und negative Gedankenspiralen erleben. Wenn Sie, bevor Ihnen die Gedanken überkommen sind, vielleicht „nur" traurig oder frustriert waren, sind Sie es danach noch mehr oder dazu noch wütend, von sich selbst enttäuscht, beschämt und fühlen sich schwach und wertlos. Dadurch entsteht Stress, nämlich „Gefühlsstress".

Es ist daher eine Falle, sich in Gedanken zu verlieren, die sich mit der Stärke im Vergleich zu früher beschäftigen („Früher hätte ich das mit links gepackt") oder die sich mit einem vermeintlich „objektiven" Blick selbst bewerten („Andere denken von mir, dass ich gar nichts mehr schaffe!"). Den objektiven Blick auf sich selbst gibt es nicht. Wir treffen eine Annahme, was andere über uns denken könnten, und vertreten diese Ergebnisse uns selbst gegenüber als „objektive" Meinung der Umwelt. Wir haben die Menschen um uns herum aber meist gar nicht direkt gefragt. Wir tun also ein wenig so, als ob wir Glaskugel lesen könnten, in den Kopf der anderen hineinsehen könnten. Es lohnt sich, die anderen direkt zu fragen! Sie werden in aller Regel Antworten bekommen, die Sie so nicht erwartet haben. Zum Beispiel könnte eine solche Antwort sein: „Ich bin erstaunt, wie viel du trotz deiner Long-Covid-Symptomatik zu Hause machst. Ich könnte das nicht."

Was hier passiert, wenn Sie meinen zu wissen, was die anderen denken, ist, dass Sie Ihre eigene Meinung über sich selbst den anderen „überstülpen". Das ist keine gute Strategie.

SELBSTWERTGEFÜHL STÄRKEN: Es ist hilfreich, daran zu arbeiten, dass der eigene Selbstwert nicht von außen definiert und gestärkt wird, sondern dass Sie das von innen heraus für sich selbst können. Das geht nicht von heute auf morgen und erfordert ein wenig Übung und Geduld, aber es ist möglich! Der erste Schritt ist die Erkenntnis, wie häufig Sie sich über das Außen definieren. Danach geht es darum, das zu verändern. Sagen Sie sich: „Es kommt nicht darauf an, wie stark ich vermeintlich nach außen wirke, sondern wie stark ich mich fühle."

Als kleines Beispiel: Stellen Sie sich einen 50-Euro-Schein vor. Er liegt glatt und frisch aus der Bank vor Ihnen, er sieht makellos aus. Wenn wir Sie nun fragen, wie viel dieser Schein wert ist, sagen Sie: „Das ist doch ganz klar, 50 Euro ist der wert."

Nun zerknüllen wir den Schein, er hat deutliche Falten, sieht nicht mehr unbeschädigt aus und wir fragen Sie wieder: „Was ist dieser Schein wert?" Ihre Antwort wird die gleiche sein: „Der Schein ist 50 Euro wert." Zuletzt werfen wir den zerknüllten Schein auf den Boden und stampfen mit dem Fuß darauf herum. Wir fragen ein letztes Mal: „Was ist dieser Schein wert?" Erneut werden Sie antworten: „Na, immer noch 50 Euro."

Durch die Long-Covid-Symptomatik mit den vielen Körperbeschwerden, der Erschöpfung und den deutlichen Beeinträchtigungen im Alltag mögen Sie sich vielleicht wie der 50-Euro-Schein auf dem Fußboden fühlen. Die wichtige Botschaft aber ist – Ihr Wert ist immer noch derselbe wie ohne die Long-Covid-Symptomatik. Wie können Sie also diesen Zustand erreichen, dass Sie sich wieder stark fühlen?

ERWARTUNGEN ANPASSEN: Als ersten Schritt ist es notwendig, die Erwartungen an die eigene Leistungsfähigkeit anzupassen. Fragen Sie sich: Wie sieht mein aktueller Tag aus, was schaffe ich an einem durchschnittlichen Tag? Seien Sie realistisch! Es hat sich bewährt, von dem, was Sie glauben, an einem Tag zu schaffen, noch einmal 20 Prozent abzuziehen, weil wir häufig dazu neigen, uns zu überschätzen.

Wenn Sie an einem Tag einmal etwas mehr als Ihre durchschnittliche Leistung gezeigt haben, belohnen Sie sich! Erlauben Sie sich zum Beispiel, wenn Sie fünf Minuten länger spazieren gehen konnten, sich stolz und stark zu fühlen. Denken Sie beispielsweise ganz bewusst: „Man, das habe ich jetzt echt gut gemacht!" Das fühlt sich vielleicht zunächst seltsam an, ist aber essenziell, um sich stark zu fühlen.

WERDEN SIE STARK!

Verbesserter Schlaf, ein liebevoller Umgang mit sich selbst, ein ruhiger Atem – damit ist schon viel erreicht! In diesem Kapitel finden Sie praktische Tipps für einen erholsamen Alltag. Lassen Sie sich einfach inspirieren.

Regelmäßigkeit ist die halbe Miete

Struktur, Konstanz und ein gewisser Tagesrhythmus sind lohnende Begleiter zurück in ein aktives Leben.

In unserem Körper sind zwei Ur-Programme angelegt, die dabei helfen, dass unser Körper immer nur so viel Anstrengung aufwendet, wie gerade nötig ist. Vereinfacht kann man diese beiden Programme „Anspannung" und „Entspannung" nennen. Sie steuern Muskelanspannung, Verdauung, Atmung, unser Denken und vieles mehr.

Stellen Sie sich beispielsweise vor, wie Sie als Steinzeitmenschen auf der gefährlichen Jagd in einer unbekannten Steppe unterwegs sind. Plötzlich stehen Sie einem furchterregenden Säbelzahntiger gegenüber. Fürs Überleben ist es nun gut, wenn das Programm „Anspannung", sprich der sogenannte Sympathikus unseres Nervensystems, anspringt. Dieses Programm sagt dem Körper, dass es nun drei Möglichkeiten gibt: zu kämpfen, zu fliehen oder sich totzustellen. Der Körper bereitet alles dafür vor, schnell reagieren zu können: Der Herzschlag wird beschleunigt, die Atmung wird flacher und schneller, die Muskulatur spannt sich an. Das Verdauungssystem hingegen wird gestoppt, denn es wäre äußerst ungünstig, auf der Flucht oder im Kampf mit dem Säbelzahntiger auf die Toilette zu müssen. Auch das Denken und Wahrnehmen verändert sich: Wir bekommen einen Tunnelblick und reagieren intuitiver, da es hinderlich wäre, lange über Prozesse nachzudenken. Schnelles Handeln ist gefordert, denn der Säbelzahntiger kommt näher.

Wenn Sie als Steinzeitmensch später mit Ihrer Steinzeitfamilie sicher in der Höhle sitzen, kann das zweite Programm, die „Entspannung" (Parasympathikus), anspringen. Die Atmung wird langsamer und tiefer, der Herzschlag verlangsamt sich, die Muskeln entspannen. Nun ist auch ein guter Moment, die Verdauung wieder zu aktivieren. Das Denken und die Wahrnehmung weiten sich. Sie können sich wieder besser konzentrieren und vielleicht philosophische Unterhaltungen am Lagerfeuer führen, um anschließend beruhigend zu schlummern und sich vom Tag zu erholen.

Diese uralten Programme sind in unserem Gehirn nach wie vor in dieser Art und Weise aktiv und das, obwohl wir heute nicht mehr vor Säbelzahntigern fliehen müssen. Dinge, die uns heute bedrohen beziehungsweise in Stress versetzen, sind zum Beispiel eine E-Mail vom Chef, ein sehr unangenehmes Streitgespräch mit dem Partner oder der Partnerin oder Sorgen um die Kinder. Unser Gehirn reagiert allerdings genauso wie vor Jahrtausenden: Wir lesen die E-Mail und das Herz fängt an, schneller zu schlagen, die Muskulatur spannt sich an, wir bekommen einen Tunnelblick. Leider ist die „Kämpfen – Flüchten – Totstellen"-Strategie nicht besonders sinnvoll, wenn Sie eine stressige E-Mail erhalten, und darin liegt das Problem: Der Körper stellt uns jede Menge Energie zur Verfügung, um potenziell den PC vom Tisch zu fegen, aus dem Bürogebäude zu rennen oder zu erstarren, was wir jedoch in den allermeisten Fällen nicht machen. Die überschüssige Energie ist aber trotzdem vorhanden und diese verursacht einige Körpersymptome, die für uns eher hinderlich sind.

Vielleicht spüren Sie starkes Herzrasen und eine Enge in der Brust, ein Kribbeln in den Extremitäten, vielleicht haben Sie Atemprobleme, bekommen schlecht Luft und können auch gar nicht mehr richtig denken. In einem Streitgespräch würden wir im „Tunnelblickmodus" auch Dinge sagen, die wir im „Entspannungsprogramm" nie sagen würden.

Was hat das mit Long Covid zu tun?

Anhaltende Körperbeschwerden, verursacht durch Long Covid, für die kein hinreichendes Korrelat (siehe S. 10) gefunden wird, die einen chronisch belasten und die die Lebensqualität stark einschränken, ohne dass es eine Aussicht auf schnelle Besserung gibt, versetzen den Körper in einen Stresszustand. Der Sympathikus ist aktiv, das Programm steht auf „Anspannung".

Um im Beispiel von vorhin zu bleiben, kann man jede der Körperbeschwerden mit einer der unliebsamen E-Mails vom Chef vergleichen. Vielleicht haben Sie bereits gemerkt, dass Sie sich seit der Erkrankung innerlich angespannter fühlen, eher einen Tunnelblick haben, also sehr viel über die Symptome nachdenken müssen, vielleicht sind Sie von der dauerhaft latenten Muskelanspannung zusätzlich erschöpft, merken Ihr Herz schnell schlagen oder haben Verdauungsbeschwerden. Um „stark zu werden", ist es daher notwendig, das „Entspannungsprogramm“, also den Parasympathikus, zu aktivieren und aus der Reserve zu locken. Das ist möglich und wird Ihnen helfen, Ihren Körper wieder in Richtung Entspannung und Ruhe zu bringen. Allerdings ist unser Körper in aller Regel um einiges vertrauter mit dem Stress- und Anspannungsprogramm als dem Entspannungsprogramm, das sich gerne etwas im Hintergrund versteckt. Man kann das Entspannungsprogramm mit einem scheuen Haustier vergleichen, dessen Vertrauen man zunächst gewinnen muss, bevor es aus seinem Versteck kommt und einen automatisch begrüßt, wenn man nach Hause kommt und seinen Namen ruft.

Es geht also nicht automatisch, den Parasympathikus zu aktivieren und ohne dass Sie etwas dazu tun, aber durch bestimmte Übungen, die Ihnen im Folgenden vorgestellt werden, kann es gelingen. Diese Übungen haben neben der Tatsache, dass sie Entspannung auslösen, den Vorteil, dass Sie diese überall durchführen können. Egal, ob Sie gerade auf der Couch liegen, am Esstisch sitzen, am Schreibtisch im Büro oder in der U-Bahn sind. Je öfter Sie üben, desto besser, denn Übung macht den Meister!

Wer erholsam geschlafen hat, ist in der Regel resistenter gegen Stress und lässt sich tagsüber nicht ganz so schnell aus der Ruhe bringen. Wer allerdings bereits gestresst ist, hat abends oft Schwierigkeiten abzuschalten, einzuschlafen und durchzuschlafen und fühlt sich morgens kaum erholt. Daher widmen wir uns zuerst dem Schlaf und wie er begünstigt werden kann. Darauffolgend geben wir Ihnen eine ganze Reihe von Übungen an die Hand, die Ihnen helfen, innerlich zur Ruhe zu kommen.

Erholsam schlafen

Ein sehr häufig im Zusammenhang mit Long Covid genanntes Symptom sind Schlafstörungen. Sie werden ganz allgemein unterschieden in Ein- und Durchschlafstörungen. Um ihnen entgegenzuwirken, können medikamentöse Maßnahmen ergriffen werden. Solche Therapien werden in diesem Buch jedoch nicht weiter ausgeführt.

Vorrangiges Ziel dieses Abschnitts ist es, das eigene Schlafverhalten betrachten zu lernen und neue Verhaltensweisen auszuprobieren. Das alles lässt sich unter dem Fachbegriff „Schlafhygiene“ zusammenfassen. Schlafhygiene bedeutet, darauf zu achten, dass der Schlaf möglichst „sauber“, also unbelastet und ohne zu viele

„Schadstoffe", also Störfaktoren von außen, stattfinden kann. Schauen wir aber zunächst noch auf ein paar allgemeine Fakten.

Für den Schlaf beziehungsweise die Fähigkeit eines Menschen, schlafen zu können, sind bestimmte physiologische Rahmenbedingungen notwendig. Funktionieren diese nicht, ist der Schlaf beeinträchtigt. Im menschlichen Gehirn gibt es drei Regionen, die hierbei eine entscheidende Rolle spielen. Das ist erstens ein Areal im Hirnstamm, die Formatio reticularis. In dieser werden Botenstoffe (= Neurotransmitter) entsendet, die wiederum auf eine andere wichtige Region, nämlich zweitens den Thalamus im Zwischenhirn Einfluss nehmen. Die Botenstoffe Acetylcholin und Noradrenalin sorgen dafür, dass der Thalamus, den man auch als Wächter oder Eingangstor zum Großhirn bezeichnet, aktiviert wird. In diesem Zustand sind wir also wach, aktiv und leistungsstark. Auf den Thalamus können indirekt, also über Umwege, aber auch andere Botenstoffe (Serotonin und GABA) aus anderen Regionen des Gehirns einwirken, mit einer genau entgegengesetzten Wirkung, nämlich der Einleitung des Schlafes.

Die dritte am Schlaf beteiligte Struktur, der Hypothalamus, liegt ebenfalls im Bereich des Zwischenhirns. Er erhält über unsere Augen Informationen über die aktuell vorliegenden Lichtverhältnisse. Bei Dunkelheit sendet er weniger von bestimmten Botenstoffen, die für Aktivierung, Aufmerksamkeit und den Tag-Nacht-Rhythmus zuständig sind. Zugleich kommt es – ebenfalls durch Steuerung aus dem Hypothalamus – zur Freisetzung von Melatonin aus der Hypophyse. Die Hypophyse ist eine kleine, circa erbsengroße Struktur, die in der mittleren Schädelgrube liegt. Sie spielt eine zentrale Rolle in der Hormonsteuerung. Durch die Freisetzung entsprechender Hormone nimmt die Hypophyse Einfluss auf Wachstum, Stoffwechsel und Sexualfunktionen.

MELATONIN: Das freigesetzte Hormon Melatonin ist maßgeblich an der Einleitung des Schlafes beteiligt. Wird also gegen Abend Melatonin ausgeschüttet, weiß der Körper, dass es Zeit ist, zu schlafen.

Wie viele Stunden Schlaf ein Mensch braucht, ist individuell unterschiedlich und schwankt zwischen sechs bis zehn Stunden. Einige wenige kommen auch mit einer täglichen Schlafdauer von vier Stunden aus. Die meisten von uns schlafen sechs bis acht Stunden, um sich fit und erholt zu fühlen. Die Schlafdauer ist nur in sehr engen

CHECKLISTE SCHLAFHYGIENE

Guter Schlaf lässt sich fördern. Welche Gewohnheiten und Umstände helfen, lernen Sie im Folgenden.

1 SCHLAFUMGEBUNG Wichtig ist ein ruhiger und abgedunkelter Raum, der nicht zu warm sein sollte (optimal: ist eine Schlaftemperatur von 16 bis 18 °C). Den Raum sollten Sie abends vor dem Schlafengehen gut durchlüften. Falls der Partner schnarcht oder Lärm von außen Sie stört, sollten Sie Ohrstöpsel verwenden. Schauen Sie, mit welchem Modell bzw. Material Sie am besten zurechtkommen, da gibt es große Unterschiede. Hilft das auch nicht, und auch wenn es manchmal schwer ist, sollten Sie vielleicht über getrennte Schlafzimmer nachdenken.

2 ERNÄHRUNG Zwar gibt es keine Ernährungsgewohnheit, die den Schlaf grundsätzlich stört, jedoch ist es förderlich, keine schweren und üppigen Mahlzeiten kurz vor dem Schlafengehen zu sich zu nehmen. Nächtliches Essen sollte unbedingt vermieden werden, weil sich der Körper das merkt und dann nicht nur pünktlich um 12 Uhr Mittagessen möchte, sondern womöglich auch pünktlich um 3 Uhr nachts einen kleinen nächtlichen Snack wünscht und den Körper extra dafür aufweckt.

3 KOFFEIN UND NIKOTIN Beides hat eine anregende Wirkung. Das heißt nicht, dass man auf beides immerzu komplett verzichten muss, aber der Körper kann sensibel darauf reagieren, beim Rauchen auch durch nächtliche Entzugserscheinungen. Vermeiden Sie daher die Einnahme von Stimulanzien wie etwa Kaffee und Zigaretten vor dem Schlafengehen. Wie lange vor dem Schlafengehen der Genuss von Kaffee hinderlich ist, ist in der wissenschaftlichen Literatur nicht ganz eindeutig. Man findet Angaben zwischen drei und sieben Stunden.

4 ALKOHOL Alkohol ist ein hervorragendes Mittel zum Einschlafen, weil er die Gedanken ein bisschen beruhigt, oder nicht? Das, was im ersten Moment so scheint, kann neben den weiteren Folgen von regelmäßigem Alkoholkonsum nach hinten losgehen: Alkohol begünstigt zwar ein schnelles Einschlafen, macht aber auch, dass wir nicht gut durchschlafen, manchmal Albträume haben und der Schlaf generell nicht erholsam ist. Kurzfristig ist ein Schlummertrunk vielleicht reizvoll, langfristig schaden Sie sich damit. Ersetzen Sie das abendliche Bier lieber durch das gute alte Hausmittel in Form eines Glases warmer Milch mit Honig.

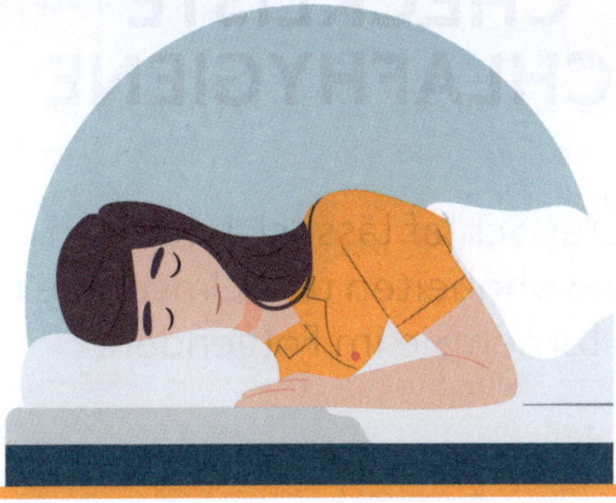

5 SPORT Wenn man so richtig erschöpft vom Sport kommt, fällt auch das Schlafen leichter? Stimmt teilweise – wenn Sie bereits gut trainiert sind und Routine haben, kann Sport auch vor dem Schlafengehen gut und förderlich sein. Wenn Sie aber sonst ein eher gemütliches Leben ohne viel Sport leben, führt Sport und Überlastung des Körpers vor dem Schlafengehen zu Schlafstörungen. Gar kein Sport ist allerdings auch keine Lösung: Das verschlechtert den Schlaf nämlich ebenfalls. Versuchen Sie, wenn möglich, mit gewisser Regelmäßigkeit einen ruhigen Ausdauersport ohne Überlastung durchzuführen und damit spätestens drei Stunden vor dem Schlafengehen fertig zu sein.

6 VERMEIDUNG VON STRESS Versuchen Sie vor dem Schlafengehen körperliche Anstrengungen ebenso wie psychische Anstrengungen zu vermeiden, also beispielsweise keine Auseinandersetzungen mit dem Partner oder lebenswichtige Entscheidungen vor dem Schlafengehen zu thematisieren. Um den Tag abzuschließen und den kommenden Tag hinreichend vorzubereiten, schreiben Sie Ihre To-dos oder Ihre Belastungen auf und lassen Sie diesen Zettel nicht in Ihr Schlafzimmer. Auch entspannende Übungen vor dem Schlafengehen helfen, gedanklich abzuschließen (siehe dazu „Entspannungsübungen", ab S. 74) und ruhiger in die Nacht zu starten.

7 REGELMÄSSIGE BETTZEITEN Wenn man schon nachts nicht schlafen kann, dann legt man sich vielleicht mittags ein bis zwei Stündchen aufs Ohr? Bei Schlafstörungen sollten Sie diese Strategie vermeiden. Ihr Körper muss wie ein kleines Kind Regelmäßigkeiten lernen. Oft führt ein ausgedehnter Mittagsschlaf dazu, dass man abends nicht mehr so müde ist, was wiederum Ein- und Durchschlafstörungen begünstigt. Wenn Sie mittags einen kleinen „Powernap" halten wollen, sollte dieser nicht länger als 20 Minuten dauern. Stellen Sie sich unbedingt einen Wecker und stehen Sie dann sofort auf. Wenn Sie das regelmäßig zelebrieren, werden Sie nach einiger Zeit von selbst nach dieser Zeit wach und fühlen sich dann frisch und erholt.

Grenzen auf Dauer veränderbar, das bedeutet, jemand, der sich mit sieben Stunden Schlaf erholt fühlt, wird sie auch weiterhin brauchen. Ein „Heruntertrainieren" auf fünf Stunden klappt in der Regel nicht. Umgekehrt wird jemand, der mit fünf Stunden erholt ist, nach acht Stunden „überschlafen" sein, sich also ebenfalls nicht erholt fühlen. Dies sollte man immer bedenken, wenn man in den Medien etwas über „ideale" Schlafdauern liest. Diese gibt es nicht pauschal, die ideale Gesamtschlafdauer ist individuell.

Es sind also eine Menge unterschiedlicher Regionen im Gehirn und verschiedene Botenstoffe am Vorgang des erholsamen Schlafens beteiligt. So ist es sicher nachvollziehbar, dass es in einem derart komplexen System an unterschiedlichen Stellen zu Fehlregulationen kommen kann, die dann eine Schlafstörung zur Folge haben. Was auch immer die Gründe für die vorliegenden Fehlregulationen und daraus entstehenden Schlafstörungen im Zusammenhang mit Long Covid sind, durch schlafhygienische Maßnahmen können Sie darauf positiv Einfluss nehmen. Unter Schlafhygiene werden jene Tricks oder Verhaltensmaßnahmen zusammengefasst, die die Freisetzung von Melatonin verstärken und die Aussendung von Cortisol verhindern oder unterbinden, siehe S. 70 f.

Wer von uns schon einmal mit Schlafstörungen zu tun hatte, weiß, wie quälend dieser Zustand sein kann. Viele haben bereits am Abend Angst vor dem Zu-Bett-Gehen, Angst vor einer erneuten schlaflosen und nicht erholsamen Nacht. Typische Gedanken können sein: „Was ist, wenn ich heute wieder nicht gut schlafen kann? Dann bin ich morgen nicht fit und muss mich durch den Tag quälen."

Einige Menschen werden auch wütend: „Warum kann ich jetzt nicht schlafen, das regt mich auf!" Das passiert insbesondere dann, wenn der Partner oder die Partnerin seelenruhig neben einem schlummert. Später in der Nacht tendiert das Gehirn teilweise dazu, den Schlaflosen unangenehme Gedanken zu schicken: „Morgen solltest du dich unbedingt um die Sache XY kümmern." „Du musst dich bei Lena melden." „Den Antrag nicht vergessen!"

Wenn also die Kommunikation an den Körper „Ab ins Bett, jetzt ist Schlafenszeit" nicht richtig klappt, können die zuvor genannten typischen Mechanismen die Schlafstörungen zusätzlich verstärken. Denn Angst (nicht gut ausgeschlafen zu sein), Ärger (über den schlummernden Partner) und Schuldgefühle verursachen ebenfalls eine hormonelle Reaktion. Hier kommt Cortisol ins Spiel, das Stresshormon. Cortisol hat die Aufgabe, den Körper zu aktivieren, ihn in Alarmbereitschaft zu versetzen. Alarmbereitschaft und Schlaf gehen nicht gut miteinander einher, das passt nicht zusammen mit dem gemütlich-wohligen, ruhigen Gefühl, das wir brauchen, um zu schlafen.

Wenn das Einschlafen nicht klappt

Sie wälzen sich im Bett hin und her. Sie merken, dass Sie Stress, Ärger, Angst, Schuldgefühle oder Ihre Gedanken wachhalten. Verlassen Sie das Bett! Der Körper lernt nämlich: „Oh, das Bett ist ein hervorragender Ort, um mal gründlich über meine Probleme und den nächsten Tag nachzudenken." Die Wahrscheinlichkeit, dass diese Gedanken am nächsten Tag wiederkommen, ist relativ hoch. Es könnte sein, dass der Anblick des Bettes schon Angst und Anspannung auslöst. Es gilt diesen Teufelskreis zu durchbrechen.
Suchen Sie sich einen ruhigen und möglichst dunklen Ort außerhalb des Bettes in Ihrer Wohnung und verbringen Sie die Zeit mit etwas, was Sie gerne machen. Lesen Sie etwas, hören Sie ruhige Musik oder einen Podcast. Wach sind Sie sowieso – warum die Zeit dann nicht möglichst gut gestalten? Wenn Sie das Gefühl haben, dass Sie schläfrig werden, machen Sie noch einmal einen Schlafversuch.

Falls Ihre Lieblingsbeschäftigung allerdings darin besteht, Fernsehen zu schauen oder in den sozialen Medien auf dem Smartphone zu scrollen, ist das in diesem Fall ungünstig. Suchen Sie sich hier eine andere Beschäftigung, denn das blaue Licht der technischen Geräte hat einen ungünstigen Einfluss auf unseren Schlaf. Es suggeriert, dass es hell ist. Dann werden aktivierende Hormone ausgesendet und der Teufelskreis beginnt erneut.

Ein weiterer Fallstrick beim nächtlichen Wälzen und Wenden ist der Wecker am Bettrand oder alle Geräte, die einen wissen lassen, wie spät es ist, also auch eine Armbanduhr, das Smartphone oder eine leuchtende Wanduhr. Schlaflose verbringen die Nächte gerne damit, auf die Uhr zu schauen, um auszurechnen, wie viel Zeit sie noch haben, bis der Wecker läutet und sie aufstehen müssen, also wie viel Zeit noch zum Schlafen übrig ist. Nachvollziehbarerweise führt das Ergebnis zu unguten Gefühlen und Gedanken wie etwa: „Wie soll ich den morgigen Tag mit so wenigen Stunden Schlaf überstehen?" Deswegen gilt, schauen Sie nachts gar nicht auf die Uhr. Das hat keinen Vorteil, denn das Wissen, wie viel Schlafenszeit noch übrig ist, macht die Nacht nicht länger und hat durch den entstehenden Erwartungsdruck eher kontraproduktive Folgen.

Mit dem Atem zur Entspannung

Die Atmung kann über eine Aktivierung des Parasympathikus direkt Entspannung herbeiführen. Der Vagusnerv ist der zehnte unserer zwölf Hirnnerven und der wichtigste parasympathische Nerv unseres Körpers. Er ist mit seinen Nervenfasern, die sich in einen Kopf-, Brust- und Bauchteil unterteilen, an der Regulation fast aller inneren Organe beteiligt. So steht er auch mit der Lunge in Verbindung und ist an der Steuerung der Atmung mit beteiligt.

Die meisten Menschen atmen im Alltag mit der Brustatmung. Das bedeutet, dass wir beim Atmen nur in den Brustkorb ein- und ausatmen, also relativ flach und oberflächlich atmen. Um die Entspannung anzuregen und den Parasympathikus zu aktivieren, ist die Bauchatmung wichtig. Um in den Bauch zu atmen oder die Bauchatmung zu üben, legen Sie beide Hände auf den Bauch, seitlich links und rechts. Atmen Sie tief ein und lassen Sie Ihren Atem bis in den Bauch fließen. Natürlich bewegt sich hierbei der Brustkorb, es sollte sich aber nun auch die Bauchdecke heben und senken. Versuchen Sie es einmal für ein paar Atemzüge. Um eine bessere zeitliche Taktung zu haben und die Atemübung systematisch durchzuführen, kann man sich einer kleinen Eselsbrücke behelfen. 4-7-11 – ist nicht nur der Handelsname eines bekannten Duftwassers aus NRW, sondern auch die Zahlenfolge, die Sie bei Ihren Übungen berücksichtigen sollten.

EINFACH MAL AUSPROBIEREN: Sie zählen beim Einatmen bis vier, beim Ausatmen bis sieben und wiederholen das elfmal. Wie schnell Sie zählen, spielt anfangs keine Rolle. Je mehr Übung Sie haben, desto langsamer können Sie zählen. Achten Sie darauf, dass es nicht zu Atemnot oder Unwohlsein kommt.

Idealerweise ist die Einatmung vier und die Ausatmung sieben Sekunden lang; wenn das bei Ihnen nicht klappt, kein Problem. Die einzige „Regel“, an die Sie sich halten sollten, ist, dass die Einatmung schneller als die Ausatmung sein soll. Wenn es Ihnen schwerfällt, langsam auszuatmen, können Sie die sogenannte Lippenbremse benutzen. Spitzen Sie hierfür beim Ausatmen Ihre Lippen und atmen Sie auf den Laut „F-f-f-f-f-f-f-f-f …“ aus. Dann geht es häufig noch etwas besser.

Eine weitere Atementspannungsübung ist die Wechselatmung. Der Name begründet sich, da man abwechselnd durch das rechte und linke Nasenloch ein- und ausatmet: Halten Sie mit dem Daumen Ihrer rechten Hand das rechte Nasenloch verschlossen und atmen durch das linke Nasenloch langsam ein. Halten Sie den Atem kurz an und verschließen dann mit dem Zeigefinger der rechten Hand das linke Nasenloch. Atmen Sie durch das rechte Nasenloch aus. Atmen Sie durch das rechte Nasenloch wieder ein, verschließen Sie das rechte Nasenloch und atmen durch das linke Nasenloch wieder aus. Wiederholen Sie die Übung, sodass Sie mindestens zehnmal auf jeder Seite ein- und ausatmen.

Progressive Muskelentspannung

Neben der Atmung hat die Muskulatur eine spielentscheidende Rolle in der Anspannung und Entspannung des Körpers. Die wohl bekannteste Übung zur Entspannung der Muskulatur, die Progressive Muskelrelaxation (PMR), wurde von dem Arzt Edmund Jacobson entwickelt. Zahlreiche Studien belegen die Wirksamkeit dieser leicht zu erlernenden und auch leicht anzuwendenden Methode.

Die PMR beruht auf einer zielgerichteten und willentlich herbeigeführten Anspannung und nachfolgender Entspannung bestimmter Muskelgruppen. Diese in einer bestimmten Reihenfolge ablaufende Methode hat im Gesamtergebnis eine Entspannung des gesamten Körpers zur Folge. Sie erlernen, einzelne Muskelgruppen zunächst für eine kurze Zeit bewusst anzuspannen, diesen Anspannungszustand zu spüren und wahrzunehmen und nachfolgend eine Entspannung der Muskeln einzuleiten. Auch diesen Entspannungszustand gilt es wahrzunehmen, genauso wie den Unterschied zwischen den beiden Zuständen, Anspannung und Entspannung. Es mag einem seltsam vorkommen, durch die Anspannung von Muskeln oder Muskelgruppen eine Entspannung herbeizuführen, aber es klappt. Probieren Sie es aus!

Wenn Sie mit der Methode ertraut sind und Erfahrung gesammelt haben, können Sie diese an so gut wie jedem Ort im Sitzen wie auch im Liegen durchführen. PMR ist also im eigenen Wohnzimmer, Bett oder am Küchentisch genauso durchführbar wie im Zug, im Büro oder auch in einem Meeting, in dem man nur Zuhörer ist.

Beim ersten Ausprobieren ist es jedoch wichtig, dass Sie sich einen ruhigen Ort suchen und in sich hineinspüren, ob Sie die Übung lieber im Sitzen auf einem bequemen Stuhl oder im Liegen durchführen möchten. Am Anfang sollten Sie die Übung etwa zwei bis drei Mal wöchentlich durchführen, für die Dauer von vier Wochen. Wenn die Entspannungsübung gut eingeübt und das parasympathische Programm schon handzahm geworden ist, können Sie Muskelgruppen auch zusammenfassen.

Kognitives Training

Störungen der Konzentration, der Merkfähigkeit und des Gedächtnisses gehören zu den häufigeren Symptomen von Long Covid. Manche Betroffene bezeichnen das auch als „Brain Fog“ (siehe S. 25). Sollten Sie dazugehören, kann es sein, dass Sie jetzt denken: „Was soll ich denn mit Übungen, die einen Bereich betreffen, in dem ich gerade besonders beeinträchtigt bin?“ Gerade dann ist es wichtig, zu üben! Es gibt durchaus Methoden, die unser Gehirn trainieren und uns dabei helfen, die eingeschränkte Konzentration und Merkfähigkeit zu verbessern und somit auch auf geistiger Ebene Schritt für Schritt stärker zu werden.

DRANBLEIBEN: Auch für diese Übungen gilt, dass sie mit einer gewissen Regelmäßigkeit angewendet werden sollten, damit sie einen spürbaren und wohltuenden Effekt haben. Aber eben mit Augenmaß und an die aktuellen Möglichkeiten angepasst.

Vermeiden Sie eine Überforderung, versuchen Sie aber trotzdem, sich zu stärken. Wie ist das am besten möglich? Mit kleinen kognitiven Trainingseinheiten. Was heißt das konkret? Schnappen Sie sich Ihr liebstes Rätselbuch, lösen Sie Sudokus, die im Schwierigkeitsgrad zu Ihrem aktuellen Leistungsniveau passen. Versuchen Sie sich am Kreuzworträtsel in der Tageszeitung! Sie können auch jedes andere Rätsel machen – alle Arten von Rätseln sind gut und hilfreich, auch Zahlenrätsel und Bilderrätsel. Oder spielen Sie Spiele, bei denen es um Konzentration, Erinnerungsvermögen und Gedächtnistraining geht. Geeignet sind etwa Memory, Würfelspiele, Zahlendomino oder Rummikub. Egal, welche Art Rätsel oder Gedächtnistraining

DIE PROGRESSIVE MUSKELENTSPANNUNG

Vielleicht ist diese Entspannungstechnik etwas für Sie? Steigen Sie langsam ein und starten Sie mit den Händen und Armen.

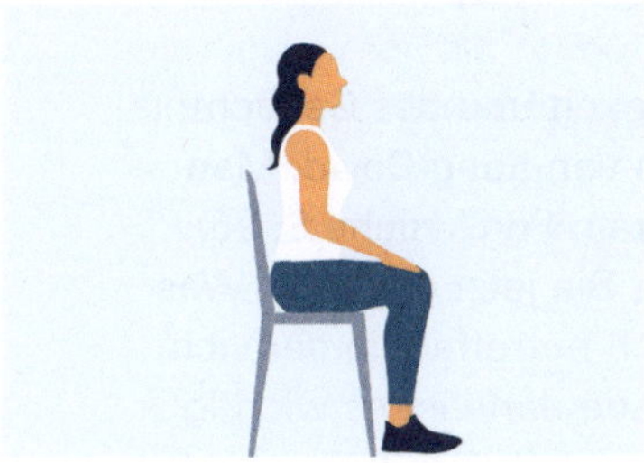

Suchen Sie sich einen ruhigen Platz und setzen Sie sich bequem auf einen Stuhl. Beide Füße sind auf dem Boden. Schließen Sie Ihre Augen und legen Sie die Hände locker auf die Oberschenkel. Atmen Sie tief ein und aus und beobachten Sie, wie sich Ihre Bauchdecke hebt und wieder senkt.

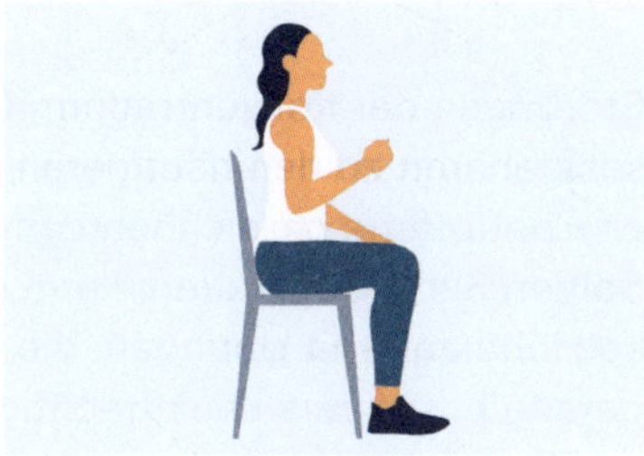

Nun heben Sie den rechten Arm leicht an und machen mit der rechten Hand eine Faust, die Sie mit starker Anspannung schließen und geschlossen halten. Halten Sie die Anspannung für fünf bis zehn Sekunden. Linkshänder starten diesen Teil der Übung natürlich mit der linken Hand.

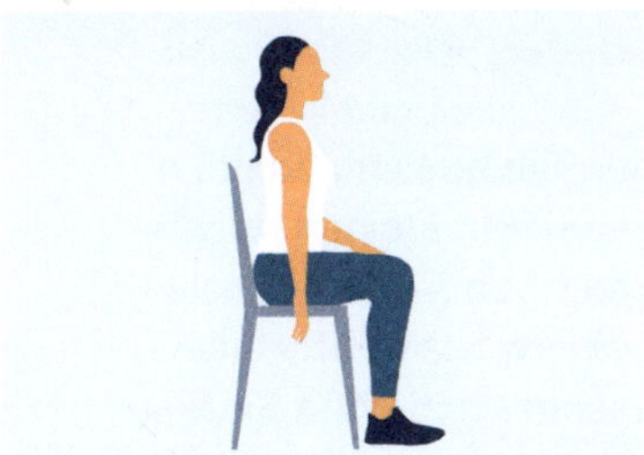

Dann beenden Sie die Anspannung und atmen dabei bewusst aus. Sie öffnen nun die Faust und lassen Hand und Arm etwa 30 Sekunden entspannt herunterhängen. Dem Unterschied zwischen der Anspannung und der soeben eingetretenen Entspannung gilt es nachzuspüren.

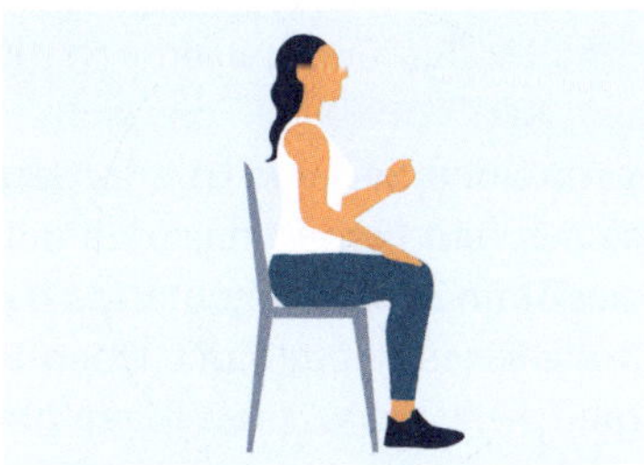

Anschließend wiederholen Sie die Übung, nun mit der linken beziehungsweise der rechten Hand. Nach Händen und Armen folgen Übungen der Gesichtsmuskulatur und dann, von oben nach unten, der anderen Körperregionen, bis Sie schließlich bei den Füßen angekommen sind.

Sie wählen, es sollte vor allem Spaß machen, denn dann sind Sie motiviert dranzubleiben.

Ganz generell und auch beim kognitiven Training neigen Patientinnen und Patienten, die von Long Covid betroffen sind, oft dazu, sich zu überfordern, weil sie sich mit ihrer früheren Leistungsfähigkeit vergleichen. Gedanken wie „Das hätte ich früher in fünf Minuten gelöst und jetzt brauche ich eine Stunde" können frustrierend sein. Zudem blockieren diese Gedanken das Denken. Der Vergleich mit früher hilft nicht, auch das haben Sie bereits gelernt.

Versuchen Sie sich immer wieder zu sagen, dass alles, was früher gewesen ist, aktuell nicht wichtig ist. Versuchen Sie sich einen Vergleich zu verbieten, und sollte das nicht gelingen, versuchen Sie als Vergleichszeit den vorangegangenen Tag oder die vorangegangenen Tage zu nehmen. Erinnern Sie sich immer wieder daran, dass Schwankungen in der kognitiven, also der geistigen Leistungsfähigkeit ein ganz normaler Bestandteil der Long-Covid-Symptomatik sind, denen mit Geduld begegnet werden sollte. Versuchen Sie im Hier und Jetzt zu sein.

Tagebuch der positiven Dinge

Eine weitere Möglichkeit, das Entspannungsprogramm zu aktivieren, ist eine bestimmte Art von Gedanken. Erinnern Sie sich an den Säbelzahntiger und was er mit unserer Konzentration macht? Wir bekommen einen engen Blick und konzentrieren uns nur noch auf die „Gefahr". Die Gefahr in Zusammenhang mit Long Covid wären die anhaltenden und belastenden Körperbeschwerden. Wir haben also eine Art Tunnelblick, der sich darauf richtet, was alles nicht mehr gut funktioniert, wo es schmerzt und wehtut, welche Einschränkungen es gibt. Es gilt diesem Blick entgegenzuwirken und sein Augenmerk auf Dinge zu richten, die gut funktionieren. Es geht darum, den Blick zu weiten und über den „Körperbeschwerderand" hinauszublicken. Fragen, die Ihnen helfen könnten, sind etwa: Was läuft gut in meinem Leben? Was bereitet mir trotz allem Freude? Welche schönen Erlebnisse habe ich heute gehabt? Welche kleinen Hindernisse überwinde ich aktuell schon jeden Tag?
In einer Situation, in der es einem nicht gut geht und man sich mit vielen Beschwerden plagen muss, ist es nicht immer ganz einfach, den Blick auf diese positiven Dinge zu richten. Hierbei kann ein

sogenanntes „Tagebuch der positiven Dinge“ helfen. Es hat die Funktion, einen idealerweise täglich dazu aufzufordern, sich ganz bewusst mit den erfreulichen Geschehnissen und Erlebnissen des Tages auseinanderzusetzen und diese zu notieren.

Wenn Sie damit beginnen, werden Ihnen sicher sehr schnell all jene Dinge einfallen, die heute nicht funktioniert haben, die Sie belastet haben und alles andere als erfreulich waren. Das ist normal und es geht fast allen Menschen so. Deswegen wird es am Anfang etwas dauern, bis Sie sich an die positiven Sachen erinnern. Aber auch hier gilt, Übung macht den Meister und die Meisterin. Es bedarf einer gewissen Regelmäßigkeit, bis Sie einen Erfolg verbuchen können und sich rasch auch an positive Aktivitäten des vergangenen Tages erinnern können. Wie funktioniert das mit dem Tagebuch der positiven Dinge nun konkret?

SO GEHT'S: Kaufen Sie sich am besten ein schönes kleines Notizheft, das Sie gerne zur Hand nehmen und in das Sie gerne hineinschreiben. Nehmen Sie sich jeden Abend vor dem Schlafengehen ein paar Minuten Zeit, um zu reflektieren, was an dem Tag alles gut gelaufen ist. Das schreiben Sie dann hinein. Schön wäre es, wenn Sie drei Dinge finden, die Sie notieren wollen.

Es gibt keine strengen Vorgaben. Versuchen Sie, zumindest eine Sache aufzuschreiben und sei sie noch so klein. Man kann diese positiven Dinge auch im Handy notieren, aber es hat sich gezeigt, dass es günstiger ist, dafür tatsächlich Stift und Papier zu benutzen. Hier ein paar Beispiele: Ich habe meinen Einkauf im Supermarkt geschafft, obwohl ich davor schon erschöpft war. Ich konnte eine Tasse Kaffee genießen. Ich habe für mich selbst etwas Leckeres gekocht. Ich habe ein schönes Telefonat geführt. Ich konnte am heutigen Tag gut mit meinen Symptomen umgehen.

Ganz genau genommen erfüllt das Tagebuch sogar zwei Zwecke. Es dient dem Erinnern positiver und schöner Dinge des vergangenen Tages. Und es ist ein guter Begleiter an schlechten Tagen; dann stöbern Sie darin und lesen, was Sie alles schon geschafft haben und worauf Sie stolz sein können.

Hilfe für schlechte Tage

Schlechte Tage gibt es und das ist normal. Man kann Sie aber positiv beeinflussen.

Schlechte Tage sind normal im Leben eines jeden und sie sind eben auch normaler Bestandteil, wenn man mit Long Covid zu tun hat. Das anzuerkennen und zu lernen, mit diesen Tagen umzugehen, ist ein sehr wichtiger Baustein auf dem Weg zurück in ein möglichst unbeschwertes und beschwerdefreies Leben.

Um besser durch die schlechteren Tage zu kommen, gibt es einige Hilfestellungen und Übungen, die Sie anwenden können, um diese Situation auch kurzfristig zu verbessern. Einige hiervon lernen Sie im Folgenden kennen.

Notfallkoffer

Der Notfallkoffer beschreibt einen imaginären Koffer, den Sie sich packen, um für schlechte Tage gewappnet zu sein. Er ist im übertragenen Sinn wie der Koffer, den ein Notarzt für den Ernstfall bei sich hat. Nur statt mit Medikamenten ist er mit Dingen gefüllt, die Ihnen aus dem seelischen Tief heraushelfen. Und so wie der Arztkoffer stets ausreichend befüllt ist, so sollte es auch Ihr Notfallkoffer sein. Denn Sie können nie wissen, wann Sie ihn brauchen werden.

ALLZEIT BEREIT! Vielen Menschen fällt es schwer, sich in Krisensituationen rasch an die Dinge zu erinnern, die ihnen guttun und Linderung verschaffen. Deswegen empfiehlt es sich, diesen Notfallkoffer für schlechte Zeiten dann zu planen und zu packen, wenn es Ihnen gut geht. Dann sind Sie offener und sehen nicht alles durch die Krisen-Brille, durch die die Welt trüb und grau wirkt.

Man neigt in schlechten Phasen leicht dazu, Dinge, die man sonst als positiv und wohltuend empfindet, als negativ und unnütz zu bewerten. Der kleine Spaziergang, der sonst guttut, wird dann als „doof" angesehen, ein Telefonat mit einem engen Freund „bringt doch sowieso nichts". Umso wichtiger, sich an den guten Tagen bewusst zu machen, was einen seelisch stärkt. Und all das darf in den Notfallkoffer hinein! Was das sein kann? Lassen Sie Ihrer Fantasie freien Lauf! Packen Sie Dinge und Strategien oder Aktivitäten ein, die das Denken zum Positiven wenden, die Ihnen guttun.

Mögliche Inhalte könnten zum Beispiel sein: Ein Foto von einem Moment, mit dem Sie schöne Gefühle verbinden, ein Beutel Ihres Lieblingstees, ein paar Kaffeebohnen in einem Glas, sodass Sie daran riechen können, ein Stück Schokolade, ein Zettel mit der Telefonnummer Ihrer besten Freundin. Oder aber auch eine Liste mit einfachen Aktivitäten, die Ihnen Freude bereiten könnten: Spazierengehen, ein Bad nehmen oder Musik hören zum Beispiel.

DER „KOFFER" kann im Übrigen ein tatsächliches Behältnis wie eine schöne Schachtel oder ein Schuhkarton sein. Sie können die hilfreichen Dinge, Aktivitäten und mehr auch auf einen Zettel schreiben, den Sie in Ihren Geldbeutel stecken oder eine Liste in Ihrem Handy anlegen. Welche Art von „Koffer" hier am besten ist, hängt natürlich von Ihren persönlichen Vorlieben ab – nur virtuell oder auch physisch.

Eine weitere Übung für schlechte Tage ist der „Wohlwollende Begleiter". Im Kern geht es bei dieser Übung darum, an schlechten Tagen einen milderen Umgang mit sich selbst zu finden. Manchmal findet man diese Übung auch unter dem Begriff „Gute-Freundin-Übung" (siehe auch S. 84). Viele Menschen gehen mit sich selbst eher kritisch um und setzen die eigene Person betreffend sehr strenge Maßstäbe an. Das unterscheidet sich oft grundlegend davon, wie man mit einem Freund oder einer Freundin umgehen würde. Der wohlwollende Begleiter hilft Ihnen dabei, nicht direkt mit sich selbst zu sprechen, sondern diesen Begleiter mit sich sprechen zu lassen und eine andere Perspektive einzunehmen (mehr dazu später).

Im Rahmen der Long-Covid-Symptomatik gibt es definitionsgemäß immer wieder Schwankungen in der Ausprägung der Symptome, in der Fähigkeit, sich zu konzentrieren in der gesamten Aktivität und Leistungsfähigkeit. Gerade nach guten Phasen, in denen Sie schon wieder mehr geschafft haben, sich fitter gefühlt und sich wieder mehr zugetraut haben, sind schlechte Tage besonders frustrierend und entmutigend.

Viele der Patientinnen und Patienten waren bis zu ihrer Corona-Infektion sehr aktiv, leistungsfähig, standen mitten im Leben und konnten sich durch inneres Antreiben zu Höchstleistungen bringen. Das funktioniert, wenn man unter Long Covid leidet, nicht mehr.

Gerade in diesen Momenten schildern Patientinnen und Patienten, ihre ärgsten Kritiker und Zweifler zu werden. Sie ärgern sich, dass es nicht weiter bergauf geht und gehen streng mit sich ins Gericht. Die unangenehmen und negativen Gefühle und die pessimistische Einstellung verschlechtern den Zustand meist noch zusätzlich.

Ein Patient, der morgens den Tag mit dem Gedanken startet: „Was bist du für ein Verlierer, du kommst noch nicht mal wie sonst morgens aus dem Bett", fühlt sich vermutlich wenig motiviert, den Tag anzugehen und sich in die Aktivitäten des Tages zu stürzen.

An dieser Stelle kommt der wohlwollende Begleiter ins Spiel, er würde sagen: „Bei der schlechten Phase, die du gerade durchmachst, ist es klasse, wenn du jetzt erst einmal aufstehst. Danach machst du dir gemütlich nach deinem Tempo eine Tasse Kaffee, dann siehst du weiter."

Die Erfahrung zeigt, dass es viel einfacher fällt, dem wohlwollenden Begleiter gute Sätze in den Mund zu legen, als sich selbst. Dieser oder diese ist auch viel einfühlsamer, verständnisvoller und geduldiger, als man das zu sich selbst oft sein kann. Insofern bietet diese imaginäre Figur eine gute Möglichkeit, an schlechten Tagen oder in schlechten Phasen einen milderen Umgang mit sich zu finden und auf diese Weise die schwierige Zeit besser zu überbrücken.

Postkartenübung

Der wohlwollende Begleiter und die wohlwollende Begleiterin sollen Sie idealerweise nicht nur in kritischen Zeiten, sondern auch im Alltag begleiten. Und das geht in der Hektik der Routine oft unter. Etablieren Sie sich darum ein Ritual. Es soll Ihnen helfen, immer wieder innezuhalten und kurz zu reflektieren, ob Sie atemlos durch den Tag eilen und dabei zu streng mit sich umgehen oder sich Ruhepausen gönnen, in denen Sie für einen Moment innehalten und sich selbst wohlwollend begegnen.

Damit sich dieses Innehalten einen Platz in Ihrem Alltag verschaffen kann, stellen Sie sich vor, dass Ihnen Ihr wohlwollender Begleiter hat Postkarten zukommen lassen. Dazu gleich mehr. Diese Karten verteilen Sie in Ihrer Wohnung an offensichtlichen Plätzen, wie etwa dem Kühlschrank oder Schlüsselbrett. Sie können die Karten aber auch „verstecken" und an die Innenseite Ihres Kleider- oder eines Küchenschranks kleben. Sie werden so im Alltag immer wieder diese Karten sehen und daran erinnert, dass Sie wohlwollend und geduldig mit sich umgehen und auf Erfolge schauen und nicht auf das, was gerade schwierig ist.

Wie sollen diese Postkarten aussehen? Am besten ist, wenn Sie die Karten selbst gestalten, also selbst beschriften und verzieren. Das mag sich für manche befremdlich anhören. Klingt nach Kinder-Bastelstunden. Aber die Wissenschaft zeigt, je intensiver man sich mit den Sätzen und der Gestaltung der Karte beschäftigt, desto mehr unterstützt es das übergeordnete Ziel.

Nehmen Sie sich also etwas Zeit, schauen Sie nach Bastelmaterial und starten Sie. Gute Sätze sind solche, die Sie sich selbst formuliert haben oder die Sie im ersten Moment sehr ansprechen. Sicher kennen Sie die Postkarten in Schreibwarenläden mit verschiedenen mutmachenden, positiven Sprüchen. Diese Art Sätze nennt man in der Psychologie „Affirmationen" oder „Selbstaffirmationen". Sie dienen dazu, zu motivieren und die Gedanken zum Positiven zu wenden. Gerne werden diese zum Beispiel im Sport eingesetzt. Typische Sätze wären: „Ich bin mental und körperlich bereit für diese Herausforderung." „Ich habe eine starke Ausdauer und kann bis zum Ende durchhalten." „Ich liebe den Wettkampf, den Nervenkitzel. Ich spiele mein Spiel und genieße jeden Moment."

Hier ein paar Ideen als Kick-off für Ihre Karten. Welcher der Sätze löst ein gutes und positives Gefühl in Ihnen aus? Welchen Satz würden Sie vielleicht etwas verändert auf Ihre Karte schreiben? „Also: ‚Das habe ich gut gemacht' ist ein Satz, den du dir viel öfter selbst sagen darfst." „Wenn ich mich ausruhe, dann bin ich nicht faul oder verschwende meine Zeit, sondern ich investiere aktiv in meine Gesundheit." „Dein Körper merkt alles, was dein Kopf sagt und lässt dich spüren, was dein Herz will. Also höre auf ihn." „Ich nehme mir Zeit für mich und meine Bedürfnisse." „Leben heißt nicht zu warten, bis der Sturm vorbeizieht, sondern im Regen zu tanzen." „Es ruckelt immer ein bisschen, wenn das Leben in den nächsten Gang schaltet." „Dein Wert hängt nicht von einer Leistung ab, du bist genug."

WOHLWOLLENDER BEGLEITER

Weshalb sollten Sie mit sich selbst nicht genauso wohlwollend umgehen, wie mit einem guten Freund?

Im Kern geht es bei der folgenden Übung darum, an schlechten Tagen einen milderen Umgang mit sich selbst zu finden. Manchmal findet man diese Übung auch unter dem Begriff „Gute-Freundin-Übung". Probieren Sie es gerne einmal aus!

- Überlegen Sie sich zunächst, wie Ihr wohlwollender Begleiter oder Ihre wohlwollende Begleiterin aussehen könnte. Ist es eine Person oder ein Tier oder eine Fantasiefigur aus einem Roman? Ist es jemand, der älter oder jünger als Sie ist? Welche Eigenschaften soll dieser Begleiter haben?
- Es hat sich als nicht hilfreich erwiesen, eine Person zu nehmen, die im echten Leben wirklich existiert. Diese könnten sich nämlich in manchen Situationen, in denen Sie miteinander zu tun haben, auch einmal weniger positiv und weniger liebevoll verhalten. Das ist dann für die Rolle des wohlwollenden Begleiters ungünstig und Sie kommen in Ihrer Vorstellung durcheinander.
- Je realistischer und je lebendiger Sie sich ein Bild dieses, Ihres wohlwollenden Begleiters machen, desto besser ist das.
- Wie hört sich die Stimme Ihres wohlwollenden Begleiters an?
- Was würde der Begleiter genau in diesem Moment sagen? Vielleicht so etwas wie „Echt super, dass du diesen Ratgeber liest und dich um dich kümmerst. Das ist sicher ein wichtiger Schritt auf dem Weg der Besserung!
- Wie fühlt es sich in der Vorstellung an, so etwas gesagt zu bekommen? Wahrscheinlich ungewohnt. Die Situation als solche und auch die Tatsache, gelobt zu werden. Traurigerweise ist es für die meisten von uns gewohnter, nicht gelobt zu werden und auch mit sich selbst hart umzugehen. Auch hier heißt das Motto deswegen – üben Sie!
- Vielleicht möchten Sie eine tägliche kleine Zwiesprache mit Ihrem Begleiter kurz vor dem Schlafengehen einrichten?

STOPP-Übung

Bei dieser Übung geht es darum, zu lernen, STOPP zu sagen. Es kommt in schlechten Phasen nicht selten vor, dass die eigenen Gedanken im Kreis gehen und der Inhalt dabei entweder recht negativ ist oder man ganz offensichtlich keine Antwort finden kann. Und obwohl einem selbst bewusst ist, dass das kein guter Zustand ist und die Situation hierdurch noch verschlechtert wird, gelingt es nicht, aus dem negativen Gedankenkarussell auszusteigen. Die Gedanken drängen sich auf, man kann sich kaum dagegen wehren. Es ist wie ein kleiner Kampf zwischen dem rationalen Teil des Gehirns und dem „emotionalen“ Teil, die einem diese Gedanken immer und immer wieder zusenden.

Bezogen auf Long Covid, können solche negativen Gedanken oder Fragen zum Beispiel sein: „Warum habe gerade ich das bekommen?“ „Welche Möglichkeiten gibt es noch, um aus der Erkrankung herauszukommen?“ „Gibt es nicht doch vielleicht einen medizinisch direkt nachweisbaren Grund für meine Beschwerden, den nur noch niemand gefunden hat?“

So nachvollziehbar diese Fragen auch sind – Hand aufs Herz –, was hat es Ihnen in der Vergangenheit gebracht, in einer Grübelspirale immer wieder dieselbe Frage herumzuwälzen? Vermutlich sind Sie trotz viel investierter Zeit und Energie, die Sie ins Grübeln gesteckt haben, inhaltlich nicht besonders weit gekommen. Warum wir dennoch grübeln, liegt an einer unbewussten Annahme, die viele von uns besitzen: dass wir nur genügend nachdenken müssen, um unsere Probleme zu verstehen und dann auch lösen zu können. Das stimmt natürlich in objektiv lösbaren Situationen. Allerdings haben wir bei Long Covid eine andere Situation, denn hier können sehr viele Fragen noch nicht vollständig beantwortet werden. Es wird an vielen Stellen zu ganz unterschiedlichen Fragestellungen geforscht und somit kann auch die Wissenschaft auf sehr viele Fragen noch keine eindeutige Antwort geben.

Man weiß aus anderen Zusammenhängen sehr gut, dass Grübeln zu negativen Gefühlen wie Frustration und Hilflosigkeit führt, sodass man dieses Wissen auf die Situation bei Long Covid übertragen kann. Für ein verbessertes Wohlergehen ist es daher sinnvoll, die Gedankenspiralen zu unterbrechen. Wie genau soll das denn gehen, fragen Sie sich vielleicht?

Eine Möglichkeit ist, zu sich selbst laut STOPP zu sagen. Positiv verstärken können Sie das, indem Sie dabei gleichzeitig einen weiteren Reiz setzen. Das wäre zum Beispiel ein deutliches Aufstampfen mit dem Fuß.

UND WENN ICH NICHT ALLEIN BIN? Das laute STOPP-Sagen, ist nicht in jeder Situation möglich. Sind Sie gerade von anderen Menschen umgeben, können Sie auch innerlich zu sich STOPP sagen und zum Beispiel die Hand in der Hosentasche ballen.

Alternativ können Sie sich einen Haargummi oder einen Haushaltsgummi um Ihr Handgelenk binden. Wenn Sie bemerken, dass Sie anfangen zu grübeln oder auch wenn Sie schon mitten in der Grübelspirale sind, können Sie das Gummiband anziehen und leicht auf Ihre Haut prallen lassen. Es geht nicht um einen Schmerzreiz, sondern um das Spüren auf der Haut. Ein sensibler Reiz, der Sie innehalten lässt und so aktiv aus dem Grübeln herausbringen soll. Sie können sich auch eine Glasmurmel oder einen kleinen Stein in Ihre Hosentasche stecken. Immer, wenn Sie diesen Gegenstand spüren, können Sie kurz überprüfen, ob Sie grübeln. All diese Möglichkeiten sollen die Grübelgedanken ganz kurz unterbrechen und Ihre Gedanken aktiv auf ein anderes Thema lenken.
Gerade wenn Sie mit der Übung beginnen, werden Sie feststellen, dass das Unterbrechen der Gedanken nicht besonders lange, manchmal nur für einige Sekunden bis Minuten gelingt. Bitte verzagen Sie nicht! Es ist sehr wichtig, diese Übung eine Weile mit hoher Regelmäßigkeit durchzuführen, um einen Erfolg zu sehen. Grübelgedanken sind nämlich ziemlich zäh und setzen sich gerne fest. Außerdem ist es wichtig, für sich herauszufinden, welche der genannten STOPP-Maßnahmen für Sie persönlich funktioniert.

UNTERSTÜTZUNG FINDEN

Unterstützung finden – das liest sich so leicht und ist es dennoch nicht. Man muss sich durch den Dschungel an Angeboten kämpfen. Lesen Sie, wie Sie sich darin am besten bewegen können.

Reha, aber richtig!

Die Reha hält wichtige Behandlungsbausteine parat. Sie müssen bei Long Covid aber passend sein!

Es gibt mittlerweile viele Angebote für Long-Covid-Betroffene. Von ambulanten Therapien über stationäre medizinische und psychologische Angebote bis hin zu verschiedenen Reha-Möglichkeiten. Darüber hinaus gibt es leider auch eine Vielzahl sehr fragwürdiger, medizinisch und wissenschaftlich nicht geprüfter „Therapieangebote", deren Anbieter die erlebte Hilflosigkeit der Betroffenen ausnutzen.

Nicht jedes Angebot ist gut

Schauen Sie genau hin, wer Ihnen was verspricht. Hier bekommen Sie einige Tipps, wie Sie Angebote besser einordnen können. Letztere stellen in einer Situation, in der es eine große Anzahl Betroffener gibt, die häufig verzweifelt sind, eine Gefahrenquelle dar. Hierauf soll zumindest hingewiesen werden, um Sie als Leser und Leserin dafür aufmerksam zu machen, Angebote sehr kritisch zu prüfen und sich mit Ihren Behandlern dazu auszutauschen. Stellen Sie, so gut es geht, sicher, dass Sie sich eine professionelle Meinung einholen und nicht womöglich viel Geld für etwas Fragwürdiges bis womöglich auch Schädigendes ausgeben.

Bevor Sie sich auf den Weg machen können, Unterstützung zu suchen, ist es wichtig, sich selbst zuzugestehen und zu erlauben, dies überhaupt zu tun. Viele Long-Covid-Betroffene befinden sich in einer für sie völlig neuen Situation, nämlich in der, erstmals überhaupt Hilfe und Unterstützung annehmen zu müssen. Das gab es bisher nicht und deswegen fällt dieser Schritt oftmals nicht ganz leicht. Wir wollen Sie ermutigen, sich Rehabilitationshilfe zu holen, denn dafür sind die Angebote schlichtweg da.

Auf den folgenden Seiten möchten wir Ihnen deswegen einen Einblick in die aktuellen Rehabilitationsmöglichkeiten geben: Was kann in einer Reha geleistet werden? Wo sind die Grenzen? Auf was sollten Sie achten? Welche Rechte und welche Leistungen stehen Ihnen vonseiten der Krankenversicherung genau zu und was müssen Sie tun, um diese zu erhalten?

Was ist Reha überhaupt?

Reha-Angebote sind ein elementarer Baustein bei der Wiederherstellung der ursprünglichen Leistungsfähigkeit und Aktivität. Richtig eingesetzt, leisten sie einen enorm wichtigen Beitrag im Prozess des Gesundwerdens. Allerdings gibt es auch Stolpersteine. Auf diese soll, bezogen auf die Long-Covid-Symptomatik, hier hingewiesen werden.

Was ist Reha überhaupt? In der Medizin heißt dieser Bereich physikalische und rehabilitative Medizin. Es gibt dafür auch eine eigene Facharztbezeichnung. In der physikalischen und rehabilitativen Medizin geht es darum, Menschen mit akuten oder chronischen Beschwerden und Erkrankungen weiter zu therapieren. Man unterscheidet eine Früh-Rehabilitation, eine postakute und eine Langzeit-Rehabilitation. Zusätzlich können rehabilitative Maßnahmen im Sinne der Vorsorge, also präventiv eingesetzt werden.

Zu Beginn einer jeden Reha steht eine ausführliche körperliche und psychische Diagnostik, um die Behandlungsziele klar zu definieren und um das Behandlungsprogramm an die jeweiligen Bedürfnisse anpassen zu können. Ziel sollte eine möglichst große Steigerung der Selbstständigkeit und Mobilität sowie die Wiederherstellung der Teilhabe am sozialen und am Arbeitsleben sein. Damit das gelingt, beschäftigt sich die physikalische und rehabilitative Medizin im Sinne eines ganzheitlichen Ansatzes mit den körperlichen und auch psychischen Fähigkeiten. Da der Bereich der Rehabilitation sehr groß ist, gibt es entsprechende Behandlungsschwerpunkte in den unterschiedlichen Therapiezentren und Kliniken.

WER STELLT DEN ANTRAG? Grundsätzlich kann jeder Patient und jede Patientin mit einer Long-Covid- oder Post-Covid-Symptomatik einen Antrag auf Reha stellen und sollte das auch tun. Unterstützt werden Sie dabei von Ihrem behandelnden Arzt oder Ihrer behandelnden Ärztin.

Bei Long Covid können verschiedenste Bereiche des Körpers betroffen sein. Deswegen ist es wichtig, die Reha-Maßnahme entsprechend der vorherrschenden Symptomatik auszuwählen. Quälen Sie zum Beispiel Beschwerden in der Lunge, ist eine Einrichtung zu wählen, die auf die Behandlung von Lunge und Atemwegen spezialisiert ist. Stehen eher Konzentrationsprobleme und neurologische Symptome im Vordergrund, ist eine neurologische Rehabilitation samt neurokognitiver Therapiemöglichkeit die richtige.

Welche Reha-Inhalte sind nun wichtig, was ist ungünstig? Zunächst einmal ist wichtig, dafür zu sorgen, dass Sie, wie zuvor beschrieben, an der richtigen Stelle landen. Das soll bedeuten, dass Sie Expertinnen und Experten brauchen, die sich mit der bei Ihnen im Vordergrund stehenden Symptomatik auskennen. Inhaltlich sollte die Reha die körperlichen Symptome und Beeinträchtigungen behandeln und sich auch um das psychische Wohlergehen kümmern. Das Wort „psychisches Wohlergehen" soll transportieren, dass es sich nicht bei jedem und jeder um eine klassisch psychotherapeutische Unterstützung im Sinne einer Therapie handelt oder handeln muss, sondern dass es primär um die Krankheitsverarbeitung und Bearbeitung vorhandener Ängste und Erwartungen geht. Dafür kommen unterschiedliche Methoden zur Anwendung und umfassen auch psychologische Verfahren, wie etwa Entspannungsübungen. Es zeigt sich in Studien sehr deutlich, dass nur eine ganzheitliche Behandlung eine lang anhaltende Verbesserung zur Folge hat und dass die Trennung von Körper und Seele, die leider immer noch zu häufig passiert, dem Problem und insbesondere den Betroffenen nicht gerecht wird.

Was passiert zu Beginn der Reha?

Nach der ausführlichen Diagnostik, zu der bei der körperlichen Diagnostik ein ausführliches Blutbild mit Nieren- und Leberwerten, Elektrolyten, Schilddrüsenwerten und Entzündungsparametern auch die Untersuchung des Urins gehört, sollte zusätzlich ein 24-Stunden-EKG und ein Ultraschall des Herzens (Echokardiografie) durchgeführt werden. Außerdem erfolgt ein Belastungs-EKG, bei dem auch eine Blutgasanalyse stattfindet. Die psychosomatische Diagnostik umfasst die Erarbeitung eines individuellen bio-psycho-sozialen Modells. Man weiß, dass biologische, psychologische und soziale

DAS BIO-PSYCHO-SOZIALE MODELL

Wie eine Krankheit erlebt und
mit ihr umgegangen wird, bestimmen
nicht nur körperliche Beschwerden.

SOZIAL

- fehlende Unterstützung
- Unzufriedenheit im Job
- finanzielle Probleme
- Stress durch Unter- oder Überforderung
- genetische Disposition (Veranlagung)

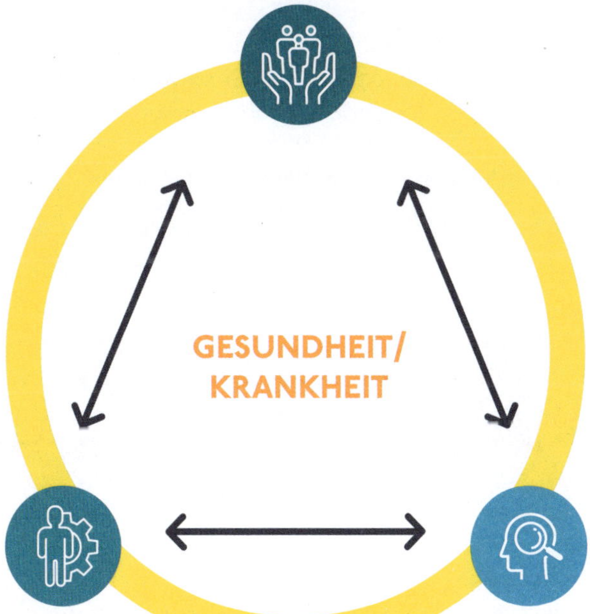

KÖRPERLICH

- neu-physiologische Dysfunktion (Nervenschäden, Gewebeverletzungen, chronische Erkrankung, Infektion, degenerative Veränderungen)

PSYCHOLOGISCH

- belastende Lebensereignisse
- Vermeidungsverhalten
- negatives Selbstbild, mangelndes Selbstvertrauen
- Sorgen und Ängste

Faktoren eine Rolle bei Long Covid spielen. Darum werden diese erfragt und erfasst. Diese drei Bereiche wirken nicht nur bei Long Covid miteinander und haben einen gegenseitigen Einfluss. Das bio-psycho-soziale Modell spielt bei jeder Art von Erkrankung, sei sie akut oder chronisch, sei sie heilbar oder unheilbar, eine Rolle. Man schaut also auf die gegenseitigen Wechselwirkungen zwischen der Corona-Erkrankung, dem eigenen Umgang mit der Krankheit, aber auch dem Umgang des sozialen Umfeldes und weiterer psychosozialer Faktoren, die auf die Krankheitsverarbeitung und damit ihr Erleben einen Einfluss haben können.

Da es mittlerweile gesichert ist, dass neben körperlichen Vorerkrankungen auch vorbestehende psychosoziale Disstress-Faktoren und vorbestehende psychische Erkrankungen ein Risikofaktor für die Entstehung und Aufrechterhaltung eines Long-Covid-Syndroms sind, ist es wichtig, in der biografischen Anamnese auch diese Fakten zu erfragen. Denn nur Dinge, die man erfragt, erfährt man auch und kann die Behandlung dementsprechend planen und strukturieren. Eine Besonderheit der Diagnostik in den „Psych"-Fächern, also der Psychiatrie, Psychologie und psychosomatischen Medizin, ist das Verwenden von Fragebögen. Das ist ein normaler Bestandteil und soll nicht suggerieren, dass der Behandler oder die Behandlerin automatisch eine psychische Problematik annimmt, was erfahrungsgemäß eine häufige Fehlannahme ist.

FRAGEBÖGEN, die auch psychometrische Tests genannt werden, gibt es zum einen als sogenannte Selbstauskunftsfragebögen. Hier kreuzt man selbst die Antworten an. Im Gegensatz dazu gibt es Fremdbeurteilungsfragebögen: Hier ist nicht die Aussage der Patientin oder des Patienten entscheidend, sondern die Wahrnehmung des Beurteilers. Ärztinnen und Ärzte tragen ihre eigene Wahrnehmung ein, also ob sie selbst die Patientin oder den Patienten als z. B. depressiv oder ängstlich erleben.

Diese Fragebögen liefern wichtige und relevante Zusatzinformationen über die Symptomatik einer Person und werden für die Diagnosestellung mit herangezogen. Allerdings muss betont werden, dass man niemals nur durch einen Fragebogen, sei es Selbst- oder Fremdbeurteilung, eine Diagnose stellen kann und darf. Die Diagnose kann nur durch einen Experten nach einem ausführlichen klinischen Gespräch gestellt werden.

Nach den Eingangsuntersuchungen wird den Reha-Teilnehmenden ein individualisiertes Behandlungsprogramm zusammengestellt. Dieses sollte aus einem somatisch-symptomorientierten Programm kombiniert mit psychotherapeutischen Inhalten bestehen.

BEI DER KÖRPERLICHEN THERAPIE spielt eine streng an die individuelle Belastbarkeit angepasste Bewegungstherapie eine zentrale Rolle. Psychotherapeutisch kombiniert man eine verhaltenstherapeutisch orientierte Gruppentherapie mit Einzeltherapiesitzungen. Als sehr hilfreich haben sich auch sogenannte psychoedukative Gruppen erwiesen.

In diesen Gruppensitzungen geht es um die Vermittlung von Wissen zu Themen wie Schlafhygiene, gesunder Ernährung oder der Entstehung bestimmter psychischer Probleme wie Depression oder Angst. Die Gruppen können auch genutzt werden, um das aktuelle wissenschaftliche Wissen von einem Experten zusammengefasst zu vermitteln. Berichte der Teilnehmenden von psychoedukativen Gruppen zeigen, dass diese Art der Wissensvermittlung für Sicherheit im großen Dschungel an Informationen zu Long Covid sorgt und diese deshalb sehr beliebt sind. In den Einzeltherapiestunden kann man sich dann persönlichen und individuelleren Themen widmen, die man entweder nicht in der Gruppe besprechen möchte oder die dort nicht ausreichend lange besprochen werden können.

Bei der Bewegungstherapie und Körpertherapie greift man auf bereits etablierte Ansätze zurück, die sich bei anderen Erkrankungen als hilfreich erwiesen haben, was in zahlreichen wissenschaftlichen Studien belegt ist. Zu nennen sind als ein Beispiel die Ansätze der Fatigue Behandlung bei der Multiplen Sklerose. Fatigue spielt sowohl dort als auch im Zusammenhang mit Long Covid eine entscheidende Rolle. Es handelt sich bei den genannten Beispielen selbstverständlich um zwei völlig unterschiedliche Erkrankungen, aber man kann das bereits existierende Wissen an die Long-Covid-Symptomatik anpassen und hat so bis zur Etablierung neuer Erkenntnisse Mittel an der Hand, die Betroffenen zu unterstützen.

Insgesamt kommen mit der entsprechenden Anpassung an die spezifischen Bedürfnisse von Long-Covid-Betroffenen, Ausdauerübungen und Kraftübungen zum Einsatz, die eine Verbesserung des Aktivitätsgrades und der Leistungsfähigkeit bewirken sollen. Konkret heißt das, dass als Ausdauertraining etwa Ergometertraining mit niedriger Intensität und Belastung sowie Nordic Walking infrage kommen. Bei den Kraftübungen geht es um eine stufenweise Stärkung der Muskulatur. Hier sind Übungen mit elastischen Bändern gemeint und sehr leichtes Hantel-Training (ein bis zwei Kilogramm). Weitere Körperübungen, die zum Einsatz kommen, sind Qigong, Entspannungsübungen und Atemübungen. Diese haben Sie bereits weiter vorne im Buch kennengelernt.

Das Bewegungsprogramm und auch die körpertherapeutischen Übungen finden unter ständiger Rücksprache mit den behandelnden Ärzten und Psychotherapeuten statt, sodass eine individuelle tagesaktuelle Anpassung der Belastung stattfinden kann, ohne dass es zu einer Überlastung kommt. Besonders die ärztliche Mitbetreuung und die Möglichkeit einer ständigen Besprechung mit den Psychotherapeuten vermittelt viel Sicherheit und hilft dabei, wieder mehr Zutrauen in den eigenen Körper zu gewinnen, aber auch sich nicht über Grenzen hinweg zu bewegen.

Gerade zu Beginn der Therapie fällt es den Betroffenen meist schwer, die neuen Leistungsgrenzen einzuhalten und zu akzeptieren. Sie überfordern sich durch die eigenen hohen Leistungsansprüche. Das ist gefährlich und nicht das eigentliche Reha-Ziel. Therapeuten solcher Reha-Programme melden, dass sie die Teilnehmenden anfänglich oft bremsen müssen.

Vermeiden oder aushalten?

Ziel der Reha ist neben der Linderung der Beschwerden, dass die Betroffenen einen konstruktiven Umgang mit ihrer Erkrankung entwickeln und zu einem ihrem Zustand angemessenen Aktivitätslevel finden. Deshalb ist es zu Beginn der Behandlung notwendig, herauszuarbeiten, ob eine Person eher dazu neigt, Belastungen aus Angst vor Schmerzen zu vermeiden und sich folglich zu unterfordern oder aber ob sie eher dazu tendiert, Schmerzen zu lange auszuhalten und sich zu überfordern.

Es gibt zwei Modelle, die den Zusammenhang vom Schmerzerleben einer Person und ihrem Verhalten dazu. erklären. Sie heißen Fear-Avoidance- und Avoidance-Endurance-Modell. Die dahinterstehende Theorie schließt die Erkenntnis ein, dass Schmerzen und Schmerzerleben nicht nur ein rein physiologischer, also körperlicher Prozess ist, sondern dass psychologische Faktoren und Verhaltensfaktoren eine ebenso wichtige Rolle spielen. Tatsache ist, dass wir Schmerzen subjektiv erleben. Jeder Mensch empfindet anders. Man kann also nicht pauschal sagen, dieser Schmerz muss als so-und-so-stark empfunden werden. Ebenso ist der Umgang mit Schmerzen individuell unterschiedlich.

1 **FEAR AVOIDANCE:** Es gibt Menschen, die wir in die Gruppe Fear-Avoidance einordnen würden. Das bedeutet, dass diese Menschen aus der Angst heraus, Schmerzen erleben zu müssen oder einen vorhandenen Schmerz schlechter zu machen, ein Vermeidungsverhalten an den Tag legen. Konkreter heißt das, es werden Aktivitäten vermieden, bei denen die betroffene Person befürchtet, Schmerzen zu empfinden. Das mag kurzfristig eine Lösung sein, langfristig hingegen kann diese Vermeidung zu einem Funktionsverlust, zu einer Reduktion des Trainingszustandes und im schlimmsten Fall zu Invalidität führen. Zudem kommt es durch die wenige Aktivität zu einer Zunahme der Schmerzen, also genau dem Resultat, das man eigentlich vermeiden wollte.

2 **AVOIDANCE ENDURANCE:** Die Menschen, die sich in der Gruppe Avoidance-Endurance finden, legen kein Vermeidungsverhalten an den Tag, ganz im Gegenteil: Sie führen trotz Schmerzen Aktivitäten in gleichem Umfang weiter aus. Sie glauben, dass ihnen ihre Fähigkeit, Schmerzen auszuhalten, eine gewisse Kontrolle über den Schmerz gibt und ihre Funktionsfähigkeit aufrechterhält. Auch das ist keine gute Lösung, denn langfristig wird es zu einer Überlastung und damit zu einer Schmerzzunahme kommen.

Beide Modelle zeigen recht eindrücklich, welche Rolle psychologische Faktoren im Umgang mit Schmerz spielen und dass sie sogar zur Verschlechterung der körperlichen Beschwerden führen können. Therapeutisch ist der erste Schritt herauszuarbeiten, welches Verhalten eine betroffene Person zeigt, und zu verstehen, warum das so ist. Hier spielen neben Persönlichkeitsfaktoren auch ältere und jüngere biografische Erfahrungen sowie ehemalige Krankheitserfahrungen eine Rolle. Im zweiten Schritt geht es dann um die Entwicklung eines alternativen Umgangs, um langfristig besser mit den Beschwerden klarzukommen. Das Modell bezieht sich in seiner ursprünglichen Form auf Schmerzen. Es kann jedoch auch auf andere Körperbeschwerden wie Erschöpfung, Übelkeit, Muskelschwäche oder Atemschwierigkeiten übertragen werden.

Long Covid und unsere Psyche

Sie mögen sich vielleicht fragen, was Long Covid mit der Psyche zu tun hat. Eine ganze Menge!

Bevor wir uns aber der Frage nähern, warum die psychosomatische Medizin und die Psychotherapie eine Rolle bei Long Covid spielen oder spielen sollten, wollen wir versuchen, Ihnen einen Überblick über die Bedeutung dieses Fachgebietes innerhalb der Medizin zu geben. Gleichzeitig wollen wir zeigen, an welchen Stellen und warum die Konsultation eines Facharztes oder einer Fachärztin für psychosomatische Medizin und Psychotherapie durchaus sinnvoll sein kann und einen Krankheitsverlauf deutlich verbessern kann.

Es gibt leider immer noch einige Missverständnisse, wann und warum man sich psychosomatisch vorstellen sollte. Definitiv nicht erst dann, wenn alle anderen Möglichkeiten ausgeschöpft sind oder keiner mehr weiterweiß, sondern idealweise schon recht früh im Verlauf einer Erkrankung. Denn es gibt kaum eine körperliche Gesundheitsstörung, die nicht auch psychische Anteile hat. Das heißt, es gibt psychische Anteile in der Entstehung oder bei der Verarbeitung der Erkrankung oder psychische Anteile, die das soziale Umfeld betreffen.

Ein Beispiel für eine körperliche Erkrankung, bei der man die Psyche mit im Blick haben sollte, ist ein Herzinfarkt. Wenn eine Person einen Herzinfarkt hatte und die akute Phase, in der die Verengung der Herzkranzgefäße behoben wird, überstanden ist, gilt es sich um die Ursachen zu kümmern. So müssen der Blutdruck und die Blutfette eingestellt werden und natürlich sollte der Lebensstil entsprechend verändert werden. Genauso wichtig wie die Einstellung des Blutdrucks und der Blutfette ist zu prüfen, ob bei der betroffenen Person eine Depression vorhanden ist. Warum? Weil eine nicht behandelte Depression nach einem Herzinfarkt das Risiko für einen erneuten Infarkt genauso stark erhöht, wie ein nicht eingestellter Blutdruck. Die Depression kann nach dem Infarkt auftreten, sozusagen als Reaktion auf das, was einem passiert ist. Nicht selten stellt man aber auch fest, dass die Depression bereits vor dem Infarkt vorhanden gewesen ist und mit dazu beigetragen hat, dass dieser aufgetreten ist.

Jetzt fragen Sie sich vielleicht, was hat denn ein Herzinfarkt, der durch eine Verengung der Herzkranzgefäße ausgelöst wird, mit einer Depression zu tun? Bei einer Depression kommt es nicht selten zu einer Veränderung des Lebensstils. Man bewegt sich weniger oder gar nicht, dabei geht das Gewicht in die Höhe, die Ernährungsgewohnheiten sind ungesund und man raucht mehr. All diese Faktoren haben ungünstige Auswirkungen auf den Körper und auch auf die Herzkranzgefäße.

Eine psychosomatische Konsultation bedeutet auch nicht, dass direkt und bei jedem nachfolgend eine psychosomatische Behandlung oder Psychotherapie angezeigt ist. Es reichen oft ein bis zwei Gespräche aus, um eine Situation einzuschätzen und mit einigen alternativen und hilfreichen Gedanken, die dort erarbeitet werden, die weitere Behandlung zu bestreiten. Selbstverständlich gibt es aber auch Situationen, in denen das Ergebnis einer Konsultation durchaus die Empfehlung für eine Psychotherapie ist. Aber wie das Wort Empfehlung schon sagt, kann der Beratene diese umsetzen oder auch nicht. Oftmals besteht die Befürchtung, dass den Patientinnen und Patienten Dinge aufgedrängt werden und sie selbst keinen Entscheidungsfreiraum mehr haben. Dem ist nicht so!

(!) VIELE DER MISSVERSTÄNDNISSE, die es rund um die psychosomatische Medizin gibt, entstehen durch die hierzulande in Medizin und Gesellschaft verbreitete Denkweise einer Trennung von Körper und Seele.

Hier liegt das eigentliche Problem, denn diese beiden gehören zusammen und die psychosomatische Medizin vereint das ja bereits in ihrem Namen. In östlichen Heilschulen, wie zum Beispiel der Traditionellen Chinesischen Medizin, werden Körper und Seele immer als eine Einheit gesehen und dementsprechend zusammen behandelt. Um Patientinnen und Patienten gerecht zu werden und diese in den Mittelpunkt zu stellen, ist es wichtig, die Denkweise des „Entweder-oder“ zu verlassen und die Behandlung und Therapie mit dem Blick „sowohl-als auch“ zu führen.

Um die generelle Relevanz zu verdeutlichen, nachfolgend ein Beispiel, das nichts mit Long Covid zu tun hat. Stellen Sie sich vor, Sie haben sich Ihren Oberschenkelhals gebrochen. Sie wurden operiert, das Bein ist soweit erst einmal wieder in Ordnung, die Wunde verheilt gut. Nach dem Klinikaufenthalt ist noch eine Reha geplant. Dann müssen Sie wieder nach Hause. Müssen, weil Sie im fünften Stock eines Altbaus ohne Lift wohnen und alleinstehend sind. Ihre Kinder wohnen weit weg und Sie haben zu den Hausbewohnern bisher keinen großen Kontakt gehabt. Sie können jetzt fragen, was hat dieses Beispiel denn mit der psychosomatischen Medizin zu tun? Hier geht es um Beinbruch und OP. Das stimmt – auf den ersten Blick. Aber Sie machen sich Sorgen, wie Sie nach der Reha zu Hause zurechtkommen werden. Sie können schlecht laufen und müssen Ihre Einkäufe nach Hause bekommen. Auch die tägliche Pflege ist ohne fremde Hilfe nicht ganz einfach. Sie waren bisher völlig selbstständig, haben nie Unterstützung von anderen benötigt.

Das alles ist natürlich kein Grund für eine Vorstellung beim Psychosomatiker oder den Beginn einer Psychotherapie. Das Beispiel soll demonstrieren, dass psychosoziale Faktoren sogar bei einem chirurgischen Problem eine Rolle spielen. Ein mitdenkender Chirurg würde fragen, wie Ihre private Situation aussieht. Ob jemand vom Sozialdienst bei Ihnen vorbeischauen soll, um zu besprechen, welche Art von Unterstützung für Sie organisiert werden kann. Und er fragt Sie, wie Ihre Stimmung dabei ist und wie es Ihnen geht, wenn Sie an die Zeit nach der Reha denken. Sinkt Ihre Stimmung aufgrund der Sorge vor der Zukunft, könnten Sie womöglich depressiv werden. Das hätte wiederum einen Einfluss auf die Wund- und Knochenheilung.

AUS DER FORSCHUNG: Studien konnten zeigen, dass es bei Vorliegen einer klinischen Depression zu einer Verzögerung der Kallusbildung kommt. Das bedeutet, dass der Knochen weniger schnell und auch weniger gut stabil zusammenwächst, wenn der Patient oder die Patientin depressiv ist und dies unbehandelt bleibt.

Es geht also auch bei weniger offensichtlichen Situationen nicht um ein „Entweder-oder"-Denken, sondern um ein „Sowohl-als-auch" – sowohl den körperlichen Anteil einer Krankheit zu diagnostizieren und zu behandeln als auch den psychischen Anteil mit im Blick zu haben.

Da das in der westlichen Medizin nicht immer so praktiziert wird, gelingt auch die Vermittlung der Empfehlung einer psychosomatischen Vorstellung oftmals nicht. Und das aus zwei Gründen.

Zum einen fehlen vielen Ärzten und Ärztinnen die kommunikativen Fähigkeiten, ihre Empfehlung gut verständlich zu vermitteln, zum anderen besteht leider nach wie vor eine große gesellschaftliche Skepsis der Psychosomatik oder allgemein den „P-Fächern", wie psychosomatische Medizin, Psychiatrie und Psychologie auch genannt werden, gegenüber. Diese Skepsis, gepaart mit einer unglücklichen Vermittlung des „Warum schicke ich Sie auch zum Kollegen der Psychosomatik", ist keine gute Voraussetzung für ein gelingendes Miteinander der somatischen, also organischen und der psychosomatischen Medizin.

Hier ist noch einiges an Aufklärungsarbeit zu leisten, aber wenn alle dazu beitragen, kann sich das in den nächsten Jahren in eine gute Richtung entwickeln. Dafür hat die Corona-Pandemie vielleicht sogar schon einen positiven Beitrag geleistet. Denn so viel Negatives mit der Pandemie einherging, so hat sie uns unter anderem auch gezeigt, dass die Psyche mehr in den Fokus genommen werden sollte, als das bisher gemeinhin getan wurde.

Über die vielen gesellschaftlichen Bereiche zu schreiben, in denen psychische Faktoren im Rahmen der Pandemie eine Rolle spielen oder in denen sich die Pandemie auch psychisch niedergeschlagen hat, würde den Umfang dieses Ratgebers sprengen. Allerdings möchte dieses Buch sehr wohl auf den Zusammenhang zwischen Long Covid und er Psyche eingehen.

KLARTEXT! Long Covid ist keine psychosomatische Erkrankung in dem Sinne, wie psychosomatisch oft missverstanden wird, nämlich, dass sich die Betroffenen ihre Symptome und Beschwerden „einbilden" oder dass sie „simulieren" oder andere ähnlich unerfreuliche Dinge.

Wenn Sie bis hierher aufmerksam dabei waren, haben Sie ja die Beschreibung dessen, wie sich die psychosomatische Medizin selbst versteht und definiert, gelesen.

So geht es natürlich auch bei Long Covid um das zuvor erläuterte Prinzip eines „Sowohl-als-auch" in der gesamtheitlichen Behandlung der Betroffenen. Insofern ist Long Covid auch eine psychosomatisch-psychosozial zu betrachtende Erkrankung, denn man kann keine Erkrankung, und so auch nicht Long Covid, nur rein körperlich oder rein psychisch betrachten, sondern immer in einer Mischung der beiden Anteile. Mal überwiegt der körperliche, mal der psychische und das Wechselspiel zwischen den beiden ist interindividuell und intraindividuell fluktuierend. Das heißt, dass die Anteile bei verschiedenen Menschen unterschiedlich stark betroffen sind, aber dass sich die Anteile auch innerhalb einer Person zum Beispiel abhängig von der Tagesform unterschiedlich ausgeprägt zeigen.

Long Covid ist also in dem Sinne auch eine psychosomatische Erkrankung, als dass es zwingend nötig ist, die psychosozialen Faktoren dieser Erkrankung zu erfragen und zu diagnostizieren sowie im gegebenen Fall zu therapieren.

Da Long-Covid-Betroffene in ihren kompletten Leben, also ihrem Alltag, ihrem Berufsleben und dem Sozialleben, bisweilen massiv beeinträchtigt sind, fällt es nicht schwer, sich vorzustellen, dass diese Situation auch einen Einfluss auf die Psyche hat.
Es gibt aber auch einen umgekehrten Zusammenhang, nämlich die Auswirkungen der psychischen Befindlichkeit auf die ursprüngliche Symptomatik.

Um ein konkretes Beispiel zu nennen: Sie haben durch die Long-Covid-Erkrankung eine erhebliche Fatigue-Symptomatik und Schmerzen an verschiedenen Körperstellen entwickelt, sind deswegen in Ihrem beruflichen sowie privaten Leben deutlich eingeschränkt und haben in allen Bereichen einen großen Verlust an Lebensqualität. Das macht sich nach einiger Zeit psychisch bemerkbar, schlägt Ihnen auf die Stimmung, macht Sorge und kann sich bis zu einer handfesten Depression oder Angststörung entwickeln.

Die psychische Beeinträchtigung wiederum hat einen Einfluss auf die ursprüngliche körperliche Symptomatik. Ihnen geht es nicht gut, sie sind niedergestimmt und ängstlich und unternehmen noch weniger als zuvor schon. Ihre Fatigue-Symptomatik und die Schmerzen können so zusätzlich negativ beeinflusst werden. Sie werden noch erschöpfter, der Körper wird untrainierter, Ihre Schmerzsymptomatik nimmt zu.

Dieses Beispiel ist auf so gut wie jede länger anhaltende oder chronisch-körperliche Beschwerdesymptomatik anzuwenden, es gilt nicht nur bei Long Covid.

Bei der ersten Hälfte der Erklärung, dass es hilfreich sein kann, bei einer Beteiligung der Psyche psychotherapeutische Hilfe in Anspruch zu nehmen, sind die meisten Menschen relativ gut zu überzeugen oder müssen gar nicht überzeugt werden, sondern finden es einleuchtend. Das ist bei der zweiten Hälfte oft schwerer. Der Zusammenhang von psychischem Befinden und der Auswirkung auf körperliche Erkrankungen ist weniger leicht nachvollziehbar, denn die Erkrankung als solche ist ja nicht psychisch verursacht.

Unsere Psyche hat aber einen erheblichen Einfluss darauf, wie wir mit anhaltenden Beschwerden umgehen, welche Möglichkeiten der Bewältigung wir haben. Da Menschen unterschiedliche Möglichkeiten besitzen, Bewältigungsstrategien zu entwickeln, kann ein Psychotherapeut als „Unterstützer" oder „Trainer" auch hier eine durchaus sinnvolle und hilfreiche Unterstützung sein.

Die Anfälligkeit einer Person, irgendeine Erkrankung und so auch anhaltende, chronisch belastende Körperbeschwerden oder Long Covid zu entwickeln, nennt man Vulnerabilität (siehe auch S. 13), also meine eigene Verwundbarkeit einer Erkrankung gegenüber. Diese Vulnerabilität ist bei jedem Menschen in gewissen Teilen vorgegeben. Mit einem Teil der Vulnerabilitätsfaktoren kommt man auf die Welt, andere kommen im Lauf des Lebens dazu. Was sind Vulnerabilitätsfaktoren? Es können unterschwellige somatische Erkrankungen, (epi-)genetische Prägungen, frühere somatische Erkrankungen und Lebensstressoren bis hin zu traumatischen Kindheitserfahrungen sein. Jeder von uns trägt einen „Vulnerabilitätsrucksack" durchs Leben, wobei uns dieser Rucksack meist nicht vollumfänglich bewusst ist und wir auch nicht ununterbrochen an ihn denken, was gut ist. Aber es ist wichtig zu wissen, dass es ihn gibt. Denn mit dem Wissen um seine Existenz kann man verschiedene Dinge im Leben verstehen, einordnen und auch daran arbeiten, dass es einem trotz des Rucksackes – denn den Inhalt kann man nicht einfach ganz wieder ausleeren – möglichst gut geht beziehungsweise an welchen Schrauben man drehen muss, damit es möglichst so ist.

Der Vulnerabilitätsrucksack allein führt in der Regel nicht dazu, anhaltende Beschwerden zu entwickeln. Es bedarf noch einiger „Zutaten", die dazu kommen müssen.

VULNERABILITÄTSFAKTOREN: Sie hinterlassen in unserem Gehirn Spuren. In der Medizin nennt man das den sensorischen Input. Ein Beispiel für sensorischen Input ist die Reizung von Schmerzrezeptoren. Dieser Input wäre eine der Zutaten, Erwartung eine andere. Alle Vorerfahrungen, die wir im Leben machen, prägen unsere Erwartung. Eine solche Erwartung könnte sein, dass Körperbeschwerden immer ein Ausdruck einer ernsten Erkrankung sind.

Irgendwann im Leben gibt es dann eine akute Auslösesituation wie einen Unfall oder eine akute Erkrankung (etwa Corona-Infektion) oder auch eine psychisch belastende Lebenssituation. In diesem Moment der bewussten Wahrnehmung von Körperbeschwerden kommt es zu einem Abgleich des früher erfahrenen sensorischen Inputs, zum Beispiel „Ich spüre Luftnot oder Schmerzen", und unseren Erwartungen, Luftnot oder Schmerzen bedeuten immer eine ernste körperliche Erkrankung. Mit einem konkreten Beispiel heißt das: Sie kennen Luftnot und Schmerzen aus Ihrer Vergangenheit, als Sie einen Herzinfarkt oder eine Lungenentzündung hatten. Beide sind ernste Erkrankungen. In Ihrer Erwartung stehen diese beiden Symptome also für einen Zustand, der gefährlich und potenziell lebensbedrohlich ist. Nun leiden Sie an Luftnot und Schmerzen im Rahmen Ihrer Long-Covid-Symptomatik und verbinden diese Symptome automatisch mit der Situation von früher.

(!) ERWARTUNG? Die hier erwähnte Erwartung meint keine intentionale, also bewusst reflektierte Erwartung, sondern versteht sich implizit und läuft in gewisser Weise automatisiert im Unbewussten ab. Das heißt, dass man nicht aktiv darüber nachdenkt und dann eine bestimmte Erwartung hat, sondern dass diese Erwartungen in einer tieferen Schicht unseres Bewusstseins liegen und dort in Sekundenbruchteilen abgeglichen werden.

Gespeist wird eine solche Situation zusätzlich durch aufrechterhaltende Faktoren. Das können frühere ungute Erfahrungen in ärztlichen Behandlungen sein, schlechte Erfahrungen mit dem Gesundheitswesen im Allgemeinen, aber auch kognitive oder emotionale Faktoren wie Ängste, Depression oder Krankheitsüberzeugungen. Durch die bestehenden Körperbeschwerden, wie etwa Schmerzen, kommt es zu einer Dekonditionierung, also einem Abbau der körperlichen Fitness und einem Leistungsabbau. Zusammen mit dem sensorischen Input und bestehenden Erwartungen bezüglich der Beschwerden können die Körperbeschwerden chronisch werden und somit in einen dauerhaft belastenden Zustand übergehen.

In diesem Modell zeigt sich sehr eindrücklich, wie sich bio-psycho-soziale Faktoren im gegenseitigen Wechselspiel beeinflussen und weshalb die Therapie oder Behandlung nur einer dieser Komponenten wenig Aussicht auf dauerhaften Erfolg einer Verbesserung oder Heilung der Körperbeschwerden hat.

Wie sehr man anfällig ist beziehungsweise wie hoch die eigene Vulnerabilität ist, hängt, wie Sie gelesen haben, von verschiedenen

Faktoren ab, von denen man manche direkt beeinflussen kann, andere wiederum nicht. Bevor jedoch eine Einflussnahme möglich ist, ist der entscheidende Teil, sich darüber bewusst zu werden, dass es diese Zusammenhänge gibt und dass man lernen kann, die Auswirkungen der Vulnerabilitätsfaktoren zu verändern bzw. die eigene Reaktion darauf anzupassen. Es muss also nicht heißen, dass Sie sich Ihren unguten biografischen Erfahrungen „ergeben" müssen. Sie können im Hier und Jetzt einen anderen Umgang finden.

Vielleicht fragen Sie sich gerade, warum diese Zusammenhänge gerade so ausführlich dargestellt wurden? Weil es leider immer noch so ist, dass die psychosozialen Faktoren zu wenig Aufmerksamkeit erfahren – generell in der Medizin und auch im Zusammenhang mit Long Covid. Aber es gibt in der Forschung rund um Long Covid eine zunehmende Anzahl sehr belastbarer Forschungsergebnisse, die zeigen, wie wichtig dieser Blickwinkel ist. Hier sei nochmals auf Kapitel 1 verwiesen, in dem bereits die Kraft der psychosozialen Disstress-Faktoren benannt und erläutert wurde.

Zusammenfassend kann man sagen, dass Long Covid ein interdisziplinäres Problem ist, dem man nur mit der Kraft aller medizinischen Disziplinen zusammen begegnen kann, um den Betroffenen in angemessener Weise zu helfen. Interdisziplinär meint damit auch die Integration der psychosomatischen und psychosozialen Fächer, denn der Mensch ist eine Einheit aus Körper und Geist, die man nicht trennen kann. Im Zusammenhang mit der Psyche und der Behandlung der Psyche kommt es immer wieder zu Unsicherheiten die Begriffe psychosomatische Medizin, Psychiatrie und Psychotherapie betreffend. Im Folgenden soll eine Definition der jeweiligen Begriffe gegeben und kurz umrissen werden, was in welcher Disziplin passiert, wo Gemeinsamkeiten sind und welche Unterschiede es zwischen den Fächern gibt.

Psychosomatische Medizin

Die „Psychosomatische Medizin und Psychotherapie", wie der vollständige Name des Faches lautet, ist so definiert: „Psychosomatische Medizin ist die Lehre von den körperlich-seelisch-sozialen Wechselwirkungen in der Entstehung, im Verlauf und in der Behandlung von menschlichen Krankheiten. Sie muss ihrem Wesen nach als eine personenzentrierte Medizin verstanden werden."

PSYCHOTHERAPIEVERFAHREN IN DEUTSCHLAND

Im Folgenden werden die Therapien vorgestellt, die den Richtlinien entsprechen und deren Kosten grundsätzlich von der GKV übernommen werden.

THERAPIESETTING

GRUPPENPSYCHOTHERAPIE

In vertraulichen Gruppengesprächen werden Probleme gemeinsam angegangen. Die Rückmeldungen der anderen Teilnehmerinnen und Teilnehmer helfen dabei, sich selbst und andere besser zu verstehen.

EINZELPSYCHOTHERAPIE

Im vertraulichen Zweiergespräch werden Therapieziele vereinbart, Probleme besprochen und Beschwerden gelindert. Wenn therapeutisch sinnvoll, werden vertraute Bezugspersonen einbezogen.

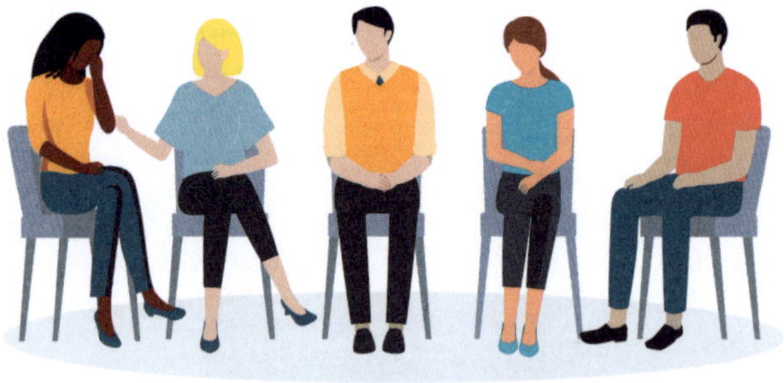

UND/ODER

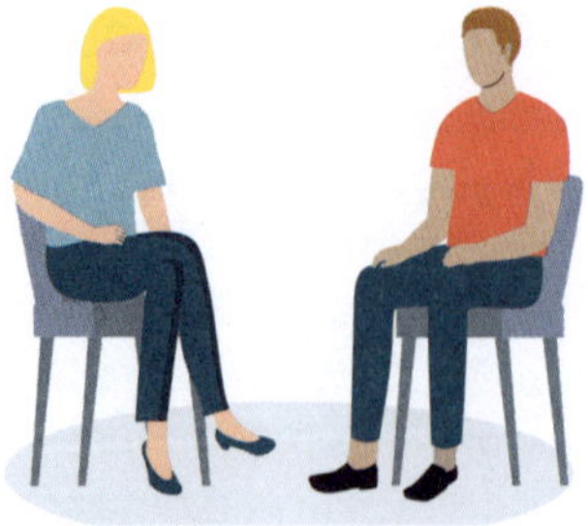

THERAPIEVERFAHREN

ANALYTISCHE PSYCHOTHERAPIE

Verdrängte Gefühle oder Beziehungsmuster aus der Lebensgeschichte werden bewusst gemacht, bearbeitet und für tiefgreifende Veränderungen genutzt. Häufig wird spontanen Einfällen im Gespräch freien Lauf gelassen (freie Assoziation).

SYSTEMISCHE THERAPIE

Das Sozialsystem (z. B. die Familie) steht im Mittelpunkt der Therapie. Häufig werden Bezugspersonen direkt in die Therapie einbezogen, um Veränderungen in Beziehungen oder in der Kommunikation mit anderen anzustoßen.

TIEFENPSYCHOLOGISCH FUNDIERTE PSYCHOTHERAPIE

Unbewusste Einflüsse für aktuelle Belastungen werden geklärt, um Veränderungen zu ermöglichen. Der Fokus liegt auf Erlebnissen im Hier und Jetzt, die mit Beziehungserfahrungen aus anderen Lebensphasen verbunden werden.

VERHALTENS-THERAPIE

Erlernte Verhaltensweisen werden durch Veränderungen im eigenen Denken, Fühlen und Handeln beeinflusst. Häufig werden praktische Übungen zum Umgang mit Symptomen eingesetzt, auch außerhalb der Therapiestunden.

THERAPIEEINHEITEN

KURZZEITTHERAPIE

12 bis 24 Therapiestunden, einige Monate bis ca. ein Jahr, kann in Langzeittherapie umgewandelt werden

LANGZEITTHERAPIE

Je nach Methode ca. 30 bis 60 Therapiestunden, mind. ein Jahr oder länger, kann bei Bedarf verlängert werden

Es handelt sich um eine medizinische Fachdisziplin mit einer entsprechenden Facharztausbildung und Facharztbezeichnung, die in der Behandlung von Krankheiten biologische, psychologische und soziale Einflussfaktoren mitberücksichtigt. Die ureigene Aufgabe des Faches ist, psychische und psychosomatische Erkrankungen zu diagnostizieren und entsprechend zu therapieren.
In der Behandlung ist vorherrschend ein psychotherapeutischer, beziehungsorientierter Ansatz, der teilweise medikamentös unterstützt wird. Der Fokus liegt jedoch klar in einer psychotherapeutischen Herangehensweise und unterscheidet sich in diesem Punkt und auch im Verständnis der Entstehung von psychischen Erkrankungen von der Psychiatrie.

DEN MEDIZINISCHEN BLICK ERWEITERN: Durch den bio-psycho-sozialen Ansatz in der psychosomatischen Perspektive auf den Menschen und auf Krankheiten gibt es demnach keine Situation im medizinischen Kontext, in der die psychosomatische Medizin keine Rolle spielt. Das heißt nicht, dass es immer einer psychosomatischen Therapie bedarf, aber dass es für jeden Patienten und jede Patientin gut wäre, wenn die Behandler den meist biologisch betonten Blick um das Psychische und Soziale erweitern würden.

Die Therapie kann auch in einer Begleitung bei schweren körperlichen Krankheiten oder bei ungünstigem Krankheitsverhalten liegen.

Im Selbstverständnis der psychosomatischen Medizin bildet demnach die Patientin oder der Patient das Zentrum im Sinne einer patientenzentrierten Versorgung und die Behandlung erfolgt multimodal. Das bedeutet, dass verschiedene Behandlungsmethoden miteinander kombiniert werden, um für die Patientin oder den Patienten die optimale Therapie bereitzustellen. In einem konkreten Beispiel heißt das, dass eine Einzeltherapie mit Kunst-, Bewegungs- oder Musiktherapie kombiniert wird. Es kann auch eine Kombination von Einzel- und Gruppentherapie sein. Die Behandlung erfolgt interprofessionell, das heißt es arbeiten Ärzte, Psychologen, Kunst-, Spezial- und Sozialtherapeuten zusammen.

Psychiatrie

Die Psychiatrie ist ebenso wie die Psychosomatische Medizin eine medizinische Fachdisziplin mit einem entsprechenden Facharzt. Dieser trägt den Namen Facharzt für Psychiatrie und Psychotherapie. Die Aufgabe der Psychiatrie liegt ebenso in der Diagnostik und Behandlung psychischer Erkrankungen, wobei das Krankheitsmodell, welches die Psychiatrie verwendet, ein medizinisch-biologisch betontes und krankheitsorientiertes Modell ist. Bezüglich der behandelten Erkrankungen gibt es einen großen Überlappungsbereich mit der psychosomatischen Medizin, jedoch gibt es Erkrankungen, die klar in das Feld der Psychiatrie fallen. Das sind demenzielle Erkrankungen, Suchterkrankungen und Erkrankungen mit psychotischen Symptomen. Des Weiteren werden Menschen, die akut suizidal sind, ebenfalls in der Psychiatrie und nicht in der psychosomatischen Medizin behandelt, da dort entsprechende Schutzmaßnahmen möglich sind, die es in der Psychosomatik nicht gibt (wie zum Beispiel eine geschützte Station). Die Behandlung geschieht vor allem medikamentös mit Psychopharmaka und beruht sehr allgemein gesprochen auf der Grundidee von fehlregulierten Neurotransmitterprozessen oder strukturellen Veränderungen im Gehirn.

Psychotherapie

Wörtlich übersetzt heißt Psychotherapie Therapie der Seele oder Therapie seelischer Probleme. Psychotherapie ist ein Oberbegriff, unter dem verschiedene Verfahren subsumiert werden. Außerdem wird Psychotherapie von verschiedenen Berufsgruppen ausgeführt. Klassischerweise praktizieren Psychotherapie Ärztinnen und Ärzte oder Psychologinnen und Psychologen, die ein Hochschulstudium abgeschlossen und eine entsprechende Qualifikation erworben haben müssen. Man unterscheidet sowohl ärztliche als auch psychologische Psychotherapeutinnen und -therapeuten. In der Gruppe der ärztlichen Psychotherapeutinnen und -therapeuten finden sich Fachärzte für psychosomatische Medizin und Psychotherapie sowie Fachärzte für Psychiatrie und Psychotherapie. Psychiaterinnen und Psychiater, die vornehmlich psychotherapeutisch und nicht medikamentös arbeiten, bilden eine kleine Gruppe unter allen Fachärztinnen und Fachärzten für Psychiatrie und Psychotherapie.

Neben Ärztinnen und Ärzten, die Psychotherapie als Haupttätigkeit ausführen, gibt es auch Ärztinnen und Ärzte, die eine sogenannte „Zusatzbezeichnung Psychotherapie“ erworben haben. Das befähigt sie, neben ihrer Tätigkeit etwa als Allgemeinmedizinerin oder Allgemeinmediziner oder Gynäkologin oder Gynäkologe psychotherapeutische Techniken anzuwenden, die sie im Rahmen der Zusatzausbildung erworben haben.

Außer den bisher genannten Berufsgruppen gibt es weitere, wie etwa Sozialpädagogen oder Sozialarbeiter, die psychotherapeutische Techniken erworben haben und sie im beruflichen Alltag anwenden. Ein Beispiel wäre die systemische Familientherapie.

Eine allgemeine Definition des Begriffes Psychotherapie ist nach Hans Strotzka (1917–1994) die folgende: „Psychotherapie ist ein bewusster und geplanter interaktioneller Prozess zur Beeinflussung von Verhaltensstörungen und Leidenszuständen, die in einem Konsensus (möglichst zwischen Patient, Therapeut und Bezugsgruppe) für behandlungsbedürftig gehalten werden, mit psychologischen Mitteln (durch Kommunikation), meist verbal, aber auch averbal, in Richtung auf ein definiertes, nach Möglichkeit gemeinsam erarbeitetes Ziel (Symptomminimalisierung und/oder Strukturänderung der Persönlichkeit) mittels lehrbarer Techniken auf der Basis einer Theorie des normalen und pathologischen Verhaltens.“

PSYCHOTHERAPIE: Die Definition zeigt gut, dass es sich bei einer Psychotherapie um ein Verfahren handelt, das man erlernen muss und bei dem es sich nicht um einen willkürlichen und ungeplanten Gesprächsprozess handelt, der von jedermann durchgeführt werden kann. Darum ist es wichtig, sich bei Bedarf nach einer psychotherapeutischen Unterstützung nach hierfür qualifizierten Personen umzusehen.

Die Definition sagt auch, dass der potenzielle Patient und der Therapeut übereinkommen müssen, dass es um eine behandlungsbedürftige Situation geht. Der Beginn einer Therapie kann nicht allein durch Therapeuten oder Bezugsgruppen (etwa Partner, Familie) bestimmt werden. Und es wird ein Ziel der Behandlung festgelegt, das im gegenseitigen Dialog erarbeitet wird. Es geht nicht, dass der Therapeut bestimmt, was das Ziel für den Patienten sein soll.

Eine Psychotherapie bei ärztlichen oder psychologischen Psychotherapeuten, die Therapie nach den Richtlinienverfahren anbieten, wird von den gesetzlichen wie privaten Krankenkassen bezahlt. Psychotherapeutische Leistungen sollten daher nicht selbst bezahlt werden.

Richtlinienpsychotherapie heißt, dass es sich um psychotherapeutische Verfahren handelt, dessen Behandlungskosten von den gesetzlichen Krankenkassen übernommen werden. In Deutschland gibt es aktuell vier hierfür anerkannte Verfahren: Verhaltenstherapie, tiefenpsychologisch fundierte Psychotherapie, analytische Psychotherapie und systemische Therapie. Die Verfahren haben jeweils einen anderen Behandlungsansatz und unterscheiden sich in der Therapielänge und Therapiefrequenz.

Weitere Unterstützer

Man kann nie genügend Unterstützung haben – hier sind noch ein paar Tipps und Anlaufstellen.

Bis zu dieser Stelle im Buch haben Sie bereits viele Möglichkeiten kennengelernt, mit der Situation Long Covid umzugehen und neue Dinge auszuprobieren. Es wurden Methoden beschrieben, die Ihnen im Alltag neue Kraft geben können. Ihnen wurden Beispiele aufgezeigt, wie Sie mentale und körperliche Stärke aufbauen können und wie wichtig eine regelmäßig ablaufende Routine und Strukturen im Alltag sind. Zusätzlich haben Sie Ideen an die Hand bekommen, was Sie an besonders schlechten Tagen machen können und wie Sie durch eine Reha-Maßnahme unterstützt werden können. Nun möchten wir Ihnen weitere Unterstützungsmöglichkeiten aufzeigen, die bisher kaum oder gar nicht zur Sprache gekommen sind.

Als offizielle Anlaufstellen gibt es in größeren Städten an Krankenhäusern und Universitätskliniken Long-Covid-Ambulanzen. Diese haben in der Regel einen gewissen Schwerpunkt, je nachdem welcher Abteilung oder welcher Klinik sie unterstellt sind, wo also die Diagnostik zumindest zunächst vorherrschend in diesem Covid-Gebiet durchgeführt wird. Nachfolgend wäre es wünschenswert, dass sich der zuständige Behandler um die zusätzlich betroffenen Bereiche kümmert und eine Überweisung in die anderen Fachdisziplinen organisiert. Also zum Beispiel eine Untersuchung in der Neurologie, in der Infektiologie oder in der Psychosomatik.

Leider zeigt die Realität, dass es in den Long-Covid-Ambulanzen sehr lange Wartezeiten auf einen ersten Termin gibt. Nach wie vor haben der Bund und auch die Länder nicht genügend finanzielle Unterstützung auf den Weg gebracht, sodass diese Ambulanzen dem Bedarf entsprechend vergrößert werden könnten. In den allermeisten Kliniken werden die Ambulanzen aus eigenen Mitteln betrieben, da von ärztlicher Seite der enorme Bedarf gesehen wird und so zumindest im Rahmen der Möglichkeiten eine Versorgung der Long-Covid-Betroffenen geschaffen werden soll.

Idealerweise haben Long-Covid-Betroffene einen Hausarzt oder eine Hausärztin, wo alle Fäden zusammenlaufen und sie bei der Beantragung einer Reha-Maßnahme unterstützt werden.

Eine weitere Anlaufstelle für Long-Covid-Betroffene sind Selbsthilfegruppen, in denen gegenseitiger Austausch und Unterstützung stattfindet. Im Kontext von Long Covid haben sich ziemlich rasch viele solcher Gruppen gegründet, sowohl online als auch „live“. Sie nehmen im System der Unterstützungsmöglichkeiten eine wichtige Rolle ein, und mehrheitlich sind die Rückmeldungen bezüglich der dort erfahrenen Unterstützung positiv.

MEDAILLE MIT ZWEI SEITEN: Leider gibt es nicht nur Selbsthilfegruppen, die den Teilnehmenden uneingeschränkt helfen und Unterstützung bieten. Es gibt auch welche, in denen eine negative Gesamtstimmung herrscht und Teilnehmende berichten, dass sich ihre Stimmung durch den Besuch der Gruppe eher verschlechtert als verbessert hat.

Wie können Sie vermeiden, in eine solche Gruppe zu kommen und wie finden Sie eine für Sie geeignete Gruppe? Auf diese Fragen kann man keine pauschale Antwort geben. Denn die Gruppe, die der oder die eine als nicht hilfreich empfindet, ist für eine andere Person womöglich sehr unterstützend. Deswegen gilt: Der wichtigste Berater in dieser Angelegenheit sind Sie selbst. Wenn Sie eine Gruppe gefunden haben, schauen Sie für sich, ob Ihnen die Treffen guttun. Ob Sie gerne mit den anderen Leuten zusammen sind und sich mit diesen gerne austauschen. Ob Sie von Dingen, die in der Gruppe geteilt werden, profitieren. Wenn Sie das mit Ja beantworten können, dann passt die Gruppe für Sie. Wenn es ein Jein oder Nein wird, dann schauen Sie sich weiter um, bis Sie eine Gruppe haben, die gut zu Ihnen passt. Der letzte Teil des vorangegangenen Satzes ist wichtig. Die Gruppe soll zu Ihnen passen. Es geht nicht darum, dass Sie sich verbiegen, damit Sie in die Gruppe passen.

Im psychotherapeutischen Kontext gibt es einen Satz: „Die Gruppe ist die halbe Therapie." Darin steckt viel Wahrheit. Denn unter den anderen Teilnehmern kann man Ihre Symptomatik „wirklich" verstehen. Das heißt, dass das ein anderes Verstehen ist als das Verständnis, welches Ihnen von Freunden und Familie oder von medizinischer Seite entgegengebracht wird. Nutzen Sie deshalb die Möglichkeit, sich einer Selbsthilfegruppe anzuschließen, denn der Austausch und die Unterstützung untereinander sind ein wertvoller Baustein im Genesungsprozess der Long-Covid-Symptomatik.

WARNUNG: Gewarnt werden soll an dieser Stelle doch auch noch vor unseriösen Angeboten. Es wird immer wieder berichtet, dass in Selbsthilfegruppen, ob online oder Livetreffen, Werbung gemacht wird für Dinge, die die Long-Covid-Symptomatik heilen oder verbessern sollen. Die beworbenen Sachen gehen von Medikamenten über Nahrungsergänzungsmittel bis hin zu medizinischen Verfahren. Hier gilt, machen oder kaufen Sie nur Dinge, für die es eine wissenschaftliche Evidenz gibt!

Das heißt, dass der Nutzen und das Risiko in wissenschaftlichen Studien, die mit einer genügend großen Teilnehmerzahl durchgeführt wurden, gezeigt werden konnte. Sollten Sie unsicher sein, wie Sie Informationen hierzu verstehen können, scheuen Sie sich nicht, Ihre Hausärztin oder Ihren Hausarzt zu fragen, was diese Ihnen hierzu sagen können. Medikamente betreffend sind auch Apotheken eine gute Adresse, um sich zu informieren.

Ähnliches, was zu Selbsthilfegruppen gesagt werden kann, gilt auch, wenn man über Informationen zu Long Covid im Internet spricht. Es gibt eine Menge Seiten und Quellen, die verlässlich sind und auf denen Sie vertrauenswürdige Informationen erhalten. Genauso gibt es aber auch nicht gerade wenige Stellen, die fragwürdige bis hin zu völlig falschen Informationen verbreiten. Weil es unmöglich ist, Ihnen eine vollständige Liste aller vertrauenswürdigen Informationsquellen im Internet zu geben, sollen Sie ein paar

Hinweise erhalten, wie Sie etwas mehr Sicherheit erhalten können. Versuchen Sie sich an Seiten zu halten, die von offiziellen Stellen eingerichtet wurden, sei es Behörden, Universitätskliniken oder anderen Krankenhäusern. Ebenso sind offiziell eingetragene Vereine oder Verbände eine gute Informationsquelle.

Vorsicht ist geboten bei Internetseiten von Privatleuten, auf denen Sie die Qualifikation betreffend keine oder nur sehr ungenügende Informationen finden, zum Beispiel keine Information über die Ausbildung oder erworbene Abschlüsse und Titel. Wenn Sie sich unsicher sind, fragen Sie auch hier Ihre behandelnde Ärztin, Ihren behandelnden Arzt oder Leute aus Ihrem Umfeld, denen Sie eine Beurteilung zutrauen. Die letzte Gruppe an möglichen Unterstützern, die für viele sicher die wichtigste ist, sind Freunde und Familie, also Menschen, die Sie am besten kennen und mit denen Sie ein vertrautes Verhältnis haben. Es sind auch diejenigen, die Sie nahezu uneingeschränkt unterstützen. Aber sie müssen wissen, dass sie unterstützen sollen und wie das für Sie am besten ist.

Wir Sie bereits gelesen haben und vielleicht auch aus eigener Erfahrung wissen: Für viele Long-Covid-Betroffene ist es das erste Mal im Leben, dass sie überhaupt auf Hilfe von außen angewiesen sind. Viele der Betroffenen hatten bisher eher die gegenteilige Rolle, nämlich die des Helfers oder der Helferin. Trauen Sie sich, zu fragen! Trauen Sie sich, andere um Hilfe zu bitten!

Es gibt auch Betroffene, die ohne Familie oder Partner sind oder deren Familien weiter entfernt wohnen oder bei denen ein schlechtes Verhältnis zur Familie besteht. Wenn das der Fall ist, überlegen Sie, wen aus Ihrem sonstigen Umfeld Sie um Hilfe bitten könnten: vielleicht Kollegen, Nachbarn oder Bekannte aus dem Sportverein?

Vielleicht haben Sie beim ersten Lesen eine innere Blockade, die sagt: „Das geht gar nicht. Völlig unmöglich, da kann ich niemanden fragen.“ Oder „Das traue ich mich nicht. Das ist mir viel zu peinlich und unangenehm.“ Wir würden Sie gerne ermutigen, es zumindest zu versuchen, bevor Sie unversucht das Handtuch werfen. Weiter vorne im Buch haben wir über den wohlwollenden Begleiter gesprochen (siehe S. 81). Den oder die könnten Sie an dieser Stelle konsultieren. Was würde er oder sie zu Ihnen sagen? Vielleicht: „Probier's doch einfach mal aus. Es kann nicht mehr passieren, als dass die Person Nein sagt, und darauf kannst du es ruhig mal ankommen lassen. Womöglich täuschst du dich sogar und erfährst wohlwollende Unterstützung.“

MEINE RECHTE ALS PATIENT ODER PATIENTIN

Kassenleistungen, Behandlungen, Heilmethoden, Reha, Finanzielles, private Versicherungen und mehr. Welche Rechte und Hilfen stehen mir eigentlich zu?

Was muss die Kasse zahlen?

Krankenversicherungen, ob gesetzlich oder privat, zahlen im Fall eines Long-Covid-Syndroms die Kosten für die notwendige Behandlung.

Generell gehören zu einer notwendigen Heilbehandlung die ärztliche Behandlung, Arznei-, Verband-, Heil- und Hilfsmittel, digitale Gesundheitsanwendungen, häusliche Krankenpflege, Haushaltshilfe und Leistungen zur medizinischen Rehabilitation.

Wie weit Ihre Ansprüche als gesetzlich krankenversicherter (GKV) Mensch im Einzelfall reichen, ergibt sich nur grob aus dem Sozialgesetzbuch V (SGB V). Details dazu stehen in den Richtlinien des Gemeinsamen Bundesausschusses (G-BA, siehe auch S. 116) und in den zwischen Kassenverbänden und zahlreichen Berufsverbänden abgeschlossenen Verträgen. Die Rechtsgrundlagen der Physiotherapie, um ein beliebiges Beispiel zu nennen, stehen in den Heilmittelrichtlinien, nachzulesen auf g-ba.de. Darüber hinaus gibt es Verträge zwischen den Berufsverbänden der Physiotherapeuten und den Kassenverbänden. Solche Verträge schreiben den Physiotherapeutinnen und -therapeuten genauestens vor, was als Kassenleistung zu erbringen ist und vergütet wird, nachzulesen beim GKV-Spitzenverband unter gkv-spitzenverband.de.

Sie sind privat krankenversichert (PKV)? Was Sie als medizinisch notwendige Heilbehandlung beanspruchen können, ergibt sich in der Regel aus den Musterbedingungen „MB/KK 2009" und aus dem jeweiligen Tarif, den Sie vertraglich vereinbart haben. Sie wissen nicht, welcher Tarif für Sie gilt? Fragen Sie Ihren Krankenversicherer! Er ist verpflichtet, Sie darüber zu informieren. Er muss Ihnen gegebenenfalls zudem Abschriften der Erklärungen zukommen lassen, die Sie mit Bezug auf Ihren Vertrag abgegeben hatten.

Für Ihre Rechte ist der zum Zeitpunkt der Behandlung bestehende, allgemein anerkannte fachliche Standard entscheidend. Eine wichtige Orientierungshilfe für den Behandlungsstandard liefern die sogenannten Leitlinien (siehe auch Kapitel 1, S. 7). Es handelt sich um systematisch entwickelte Entscheidungshilfen über die angemessene ärztliche Vorgehensweise bei speziellen gesundheitlichen Problemen. Die deutsche Arbeitsgemeinschaft der Wissenschaftlichen Medizinischen Fachgesellschaften (AWMF) unterteilt Leitlinien in drei Stufen: S 1, S 2 und S 3.

DIE LEITLINIENSTUFEN: S 1, die niedrigste Qualitätsstufe, heißt, dass die Leitlinie von einer Expertengruppe „nur" im informellen Konsens erarbeitet worden ist. S 2 besagt, dass die Leitlinie etwas „feierlicher" mit einer formalen Konsensfindung oder formalen „Evidenz"-Recherche erarbeitet worden ist. S 3 besagt, dass die Erarbeitung zusätzlich mit Elementen einer systematischen Entwicklung stattgefunden hat, etwa mit der Bewertung der klinischen Relevanz wissenschaftlicher Studien.

Zum Thema Long/Post Covid existiert eine S 1-Leitlinie der AWMF (Stand 17.8.2022). Zum Thema Rehabilitation bei Covid-19 hat die AWMF die S 2k-Leitlinie Sars-CoV-2, Covid-19 und (Früh-)Rehabilitation publiziert (Stand 1.11.2022).

Auch sogenannte Heilversuche (siehe dazu „Off-label-Gebrauch", S. 18/19) sind einem Arzt oder einer Ärztin nicht grundsätzlich verboten. Gemeint sind Therapien, die klinisch noch nicht ausreichend erprobt sind. Zulässig sind solche Heilversuche nur, wenn eine realistische, begründbare Chance auf Linderung der Beschwerden oder gar Heilung besteht. Notwendig ist zudem in jedem Fall, dass Sie als Patient oder Patientin besonders sorgfältig aufgeklärt werden: nämlich über den Versuchscharakter beziehungsweise die Abweichung vom Standard und über den Verlauf der Therapie. Nicht zuletzt muss Ihre Ärztin oder Ihr Arzt Sie auch darüber informieren, wie viel Sie für die Kosten eines Heilversuchs selbst zahlen müssen.

Notwendig oder nicht?

Was im Kontext der Behandlung genau als notwendig gilt, ist ein immerwährender Streitpunkt. Sowohl die GKV als auch die PKV lassen die medizinische Notwendigkeit einer ärztlich verordneten Leistung oftmals durch Gutachten kritisch hinterfragen. In vielen Fällen ist es empfehlenswert, dass Sie sich zur Wehr setzen, wenn Ihre Krankenkasse die von Ihnen beantragte Leistung ablehnt. Legen Sie in einem solchen Fall rechtzeitig Widerspruch ein und beschaffen Sie sich eine Kopie von dem Gutachten, auf das sich Ihre Krankenkasse beruft. Falsche oder fragwürdige Aussagen, die das Gutachten enthält, sollten Sie möglichst mit Unterstützung Ihres behandelnden Arztes oder Ihrer behandelnden Ärztin richtigstellen.

Denn immer wieder kommt es vor, dass eine Krankenkasse, die zunächst zu Unrecht behauptet, das Maß des Notwendigen sei überschritten, doch noch einlenkt oder zur beantragten Leistung verurteilt wird. Geben Sie daher nicht gleich auf, bleiben Sie hartnäckig und bitten Sie gegebenenfalls um Unterstützung.

Neue Untersuchungs- und Behandlungsmethoden

Unwirksame oder unwirtschaftliche Untersuchungs- und Behandlungsmethoden dürfen von der gesetzlichen Krankenversicherung (GKV) grundsätzlich nicht finanziert werden. Ohne hinreichende Prüfung des diagnostischen oder therapeutischen Nutzens und etwaiger gesundheitlicher Risiken dürfen neue medizinische Verfahren grundsätzlich nicht auf Kosten der GKV angewandt werden. Zuständig für die Bewertung neuer Untersuchungs- und Behandlungsmethoden im Bereich der GKV ist der Gemeinsame Bundesausschuss (G-BA).

WAS MACHT DER G-BA? Hinter dem Gemeinsamen Bundesauschuss steckt ein insbesondere aus Kassen- und Ärztevertretern bestehendes Gremium, Spitzname: kleiner Gesetzgeber. Er ist für langwierige Bewertungsverfahren und für die vergleichsweise kurzfristig realisierbare Erprobung neuer Untersuchungs-/Behandlungsmethoden zuständig, deren Nutzen noch nicht wissenschaftlich hinreichend belegt sind.

Eine solche Erprobung, an der Sie gegebenenfalls teilhaben können, setzt voraus, dass die Methode das Potenzial einer erforderlichen Behandlungsalternative bietet. Tatsächlich gibt es viel Potenzial und zu wenig Erprobung.

Sonderfall: Alternative Medizin bei Privatversicherern

Der Anspruch auf Kostenübernahme hinsichtlich der Heilbehandlung richtet sich auch bei privaten Krankenversicherungen (PKV) vorrangig nach dem schulmedizinisch anerkannten Maß des Notwendigen. Darüber hinaus haben Sie hier aber auch Anspruch auf Erstattung der Kosten, die Ihnen für Methoden und Arzneimittel der alternativen Medizin entstehen. Voraussetzung ist, dass diese alternative Medizin in ihrem jeweiligen Anwendungsbereich den angestrebten Erfolg der Heilbehandlung erfahrungsgemäß ebenso bewirkt wie Methoden und Arzneimittel der Schulmedizin. Im Bereich der PKV gibt es mehr Freiheiten als in der durch zahllose Vorschriften des G-BA regulierten gesetzlichen Krankenversicherung (GKV). Das heißt aber nicht, dass es in der PKV weniger Rechtsstreitigkeiten gibt. Oft gibt es durchaus gegensätzliche Einschätzungen gerade zur Gleichwertigkeit zwischen schulmedizinischen und alternativen Methoden und Arzneimitteln.

Wie und wo finde ich eine Psychotherapie?

Das Angebot psychotherapeutischer Behandlungen ist äußerst knapp. Es gibt zu wenige vertragsärztliche Psychotherapeuten und zu wenige psychologische Psychotherapeuten, die an der vertragsärztlichen Versorgung teilnehmen. Die Verwaltung beziehungsweise Steuerung (nicht nur) dieses unzureichenden Angebotes obliegt den Kassenärztlichen Vereinigungen. Wenn Sie keinen von der GKV zugelassenen Psychotherapeuten finden, wenden Sie sich an die Terminservicestelle der Kassenärztlichen Vereinigungen – 116117.de. Diese muss Ihnen einen „angemessenen und zeitnahen" Termin für eine psychotherapeutische Sprechstunde nennen. Weitere wichtige Details samt Ablaufschema für eine Therapie finden Sie auch in Kapitel 4 ab S. 105 und auf S. 119.

Eine notwendige Akutbehandlung muss Ihnen innerhalb von zwei Wochen und eine probatorische Psychotherapie-Sitzung („Therapie-Startsitzung") innerhalb von vier Wochen vermittelt werden.

Die Einzelheiten der Vermittlung eines Termins bei einem zugelassenen Therapeuten regelt die „Vereinbarung über die Einrichtung von Terminservicestellen und die Vermittlung von Arztterminen". Bleiben die Vermittlungsbemühungen der Terminservicestelle erfolglos, wird für Sie möglicherweise kein anderer Ausweg in Betracht kommen, als Leistungen von Psychotherapeuten in Anspruch zu nehmen, die nicht zur vertragsärztlichen Versorgung zugelassen sind. Wenn Sie infolgedessen, obwohl gesetzlich krankenversichert, eine solche Psychotherapie aus eigener Tasche zahlen müssen, verlangen Sie eine Kostenerstattung von Ihrer Krankenkasse und beschreiten Sie gegebenenfalls den Rechtsweg. Es geschieht nämlich nicht selten, dass das Sozialgericht in einem solchen Fall ein Systemversagen der GKV annimmt und die Krankenkasse zur Kostenerstattung verurteilt.

Reha: Was steht mir zu?

Sowohl die gesetzlichen Krankenversicherungen als auch die gesetzlichen Rentenversicherungen erbringen Leistungen zur medizinischen Reha.

Zu einer medizinischen Rehabilitation gehören ambulante, teilstationäre und stationäre Leistungen. Reha-Leistungen, die aufgrund einer ärztlichen Verordnung die Krankenversicherung zu erbringen hat, sind nicht an versicherungsrechtliche Voraussetzungen geknüpft. Anders die Reha-Leistungen auf Kosten der gesetzlichen Rentenversicherung („Rentenkasse"). Für diese benötigt Ihre Rentenversicherung einen Befundbericht Ihres behandelnden Arztes.

Außerdem können Sie eine Reha auf Kosten Ihrer Rentenversicherung nur beanspruchen, wenn Sie zuvor Pflichtbeiträge geleistet haben. Einzelheiten dazu stehen in § 11 SGB VI. Die Rentenversicherung prüft, ob Sie die versicherungsrechtlichen Voraussetzungen erfüllen. Die gesetzliche Rentenversicherung gewährt Ihnen während

DER WEG ZUM THERAPIEPLATZ

Mit drei klaren Zielen vor Augen fällt die Suche nach einem Therapieplatz leichter.

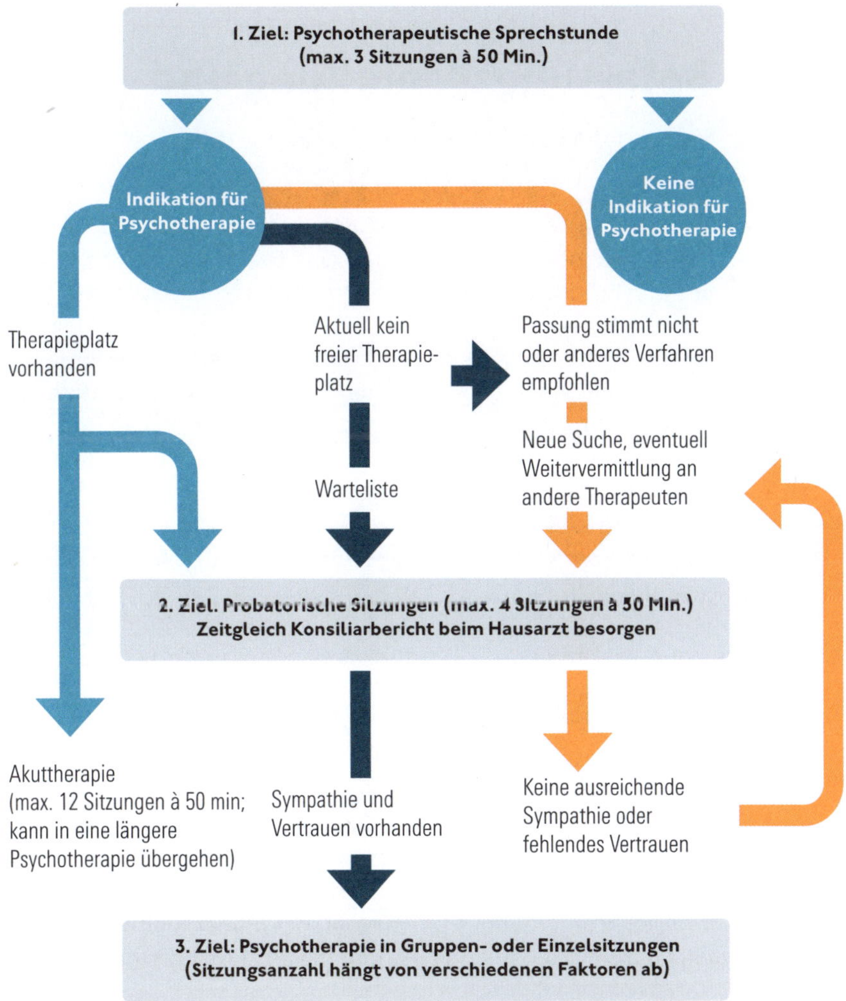

einer medizinischen Rehabilitation ein Übergangsgeld, dessen Höhe – vergleichbar dem Krankengeld – individuell berechnet wird. Grundvoraussetzung für einen Anspruch auf Leistungen zur medizinischen Rehabilitation ist, dass Ihre Erwerbsfähigkeit erheblich gefährdet ist und durch die Reha voraussichtlich eine wesentliche Besserung erreicht werden kann. Daran fehlt es, wenn Sie selbst nicht ausreichend motiviert sind, aktiv an der Reha mitzuwirken. Ein häufiger Grund für Misstrauen und fehlende Motivation ist, dass man sowohl sich selbst als auch der Reha-Einrichtung nichts zutraut. (Ausführliche Hinweise zur Rehabilitationsprognose enthält die S2k-Leitlinie SARS-CoV-2, Covid-19 und (Früh-)Rehabilitation, siehe S. 115.)

Belastungserprobung und Arbeitstherapie

Gerade bei Long Covid haben die Belastungserprobung und die Arbeitstherapie als Teil der Reha-Leistungen eine besondere Bedeutung. Unter Belastungserprobung versteht man Tests, die durchgeführt werden, um herauszufinden, wie es um Sie in körperlicher und psychischer Hinsicht bestellt ist. Unter Arbeitstherapie versteht man das Training von handwerklichen und/oder geistig-psychischen Befähigungen, um wieder fit für das Arbeitsleben zu werden. Diese Reha-Leistungen werden vom Gesetzgeber zwar ausdrücklich erwähnt, für Umfang und Dauer gibt es aber keine konkreten gesetzlichen Vorgaben. Sinn und Zweck ist es, Erkenntnisse für individuell möglichst maßgeschneiderte Leistungen zur Rückkehr in das Arbeitsleben zu gewinnen.

Stufenweise Wiedereingliederung

Um Ihnen auch nach einer medizinischen Reha den Weg zum bisherigen Arbeitsplatz weiter zu ebnen, obwohl Sie zunächst weiterhin arbeitsunfähig sind, bietet sich die stufenweise Wiedereingliederung an („Hamburger Modell", siehe auch S. 156). Bei diesem Modell werden Ihre Arbeitszeiten und Arbeitsbelastungen über mehrere Monate gesteigert. Wird bei Ihnen die stufenweise Wiedereingliederung im unmittelbaren Anschluss an eine medizinische Reha erforderlich und durchgeführt, wird Ihnen ein von der Rentenversicherung zuvor für die Reha bereits bewilligtes Übergangsgeld weitergezahlt. Voraussetzung für die Durchführung eines stufenweisen Wiedereingliederns ist stets, dass sowohl Sie als auch Ihr Arbeitgeber diesem Versuch ausdrücklich zustimmen. In streitigen Fällen können Sie die Zustimmung Ihres Arbeitgebers – oft mit Erfolg – gerichtlich geltend machen.

Leistungen zur Teilhabe am Arbeitsleben

Eine große Bedeutung für Ihre berufliche Eingliederung nach Ihrer Krankheit oder Ihrer Reha haben sogenannte Leistungen zur Teilhabe am Arbeitsleben. Diese werden nicht von Ihrem Arbeitgeber, sondern von Ihrem zuständigen Sozialversicherungsträger finanziert.

Die versicherungsrechtlichen Voraussetzungen für solche Teilhabeleistungen entsprechen denen, die für den Anspruch auf medizinische Rehabilitation gelten (siehe auch S. 118).

Wenn Sie diese versicherungsrechtlichen Voraussetzungen nicht erfüllen, ist für Sie statt der Rentenversicherung – grundsätzlich im gleichen Umfang – die Bundesagentur für Arbeit zuständig. Das Leistungsspektrum umfasst die unterschiedlichsten Ermessensleistungen sowohl zur Erhaltung des vorhandenen Arbeitsplatzes als auch im Zusammenhang mit dem Wechsel auf einen anderen, leidensgerechten Arbeitsplatz.

DIE AGENTUR FÜR ARBEIT ZAHLT: Ein Beispiel für Leistungen, deren Kosten die Agentur für Arbeit übernimmt, wäre eine Ausstattung des vorhandenen Arbeitsplatzes mit behinderungsgerechtem Büromobiliar. Oder die Kostenübernahme für eine Umschulung des erkrankten Fliesenlegers, damit dieser für eine körperlich weniger belastende Arbeit als Verkäufer in einem Baumarkt einsetzbar ist. Es gilt der Grundsatz „Reha vor Rente".

Existenzsichernde Leistungen

Sie können nicht mehr arbeiten und erhalten keine Bezahlung mehr? Dann kann Sie zum Beispiel Krankengeld, Arbeitslosengeld I und mehr absichern.

Wenn Sie gesetzlich krankenversichert sind, erhalten Sie im Fall lange andauernder Arbeitsunfähigkeit zunächst eine mindestens sechswöchige Entgeltfortzahlung von Ihrem Arbeitgeber. Viele Arbeitgeber sind tarifvertraglich zu einer bis zu sechsmonatigen Entgeltfortzahlung verpflichtet. Im Anschluss an die Entgeltfortzahlung erhalten Sie Krankengeld. Die Höhe des Krankengeldes beträgt 70 Prozent des zuletzt erzielten regelmäßigen Arbeitsentgelts, maximal 90 Prozent des Nettoentgelts. In den meisten Fällen ist das Krankengeld höher als die Erwerbsminderungsrente, die Sie als gesetzlich Versicherter im Fall der Erwerbsminderung („Frühverrentung") gegenüber der Rentenversicherung beanspruchen können.

Arbeitsunfähigkeit als Anspruchsvoraussetzung für Krankengeld bedeutet: Sie können krankheitsbedingt Ihre bisherige Arbeit nicht mehr ausüben. Beispiel: Der in einem Handwerksbetrieb angestellte Fliesenleger kann nicht mehr Fliesen legen, weil er unter dem Long-Covid-Syndrom leidet. Möglicherweise wäre er trotz dieser Erkrankung in geringem Umfang wenigstens noch zu einer körperlich weniger anstrengenden Arbeit in der Lage. An seiner Arbeitsunfähigkeit ändert das aber nichts. Denn die Arbeitsunfähigkeit im Sinne der Krankenversicherung bezieht sich immer nur auf die Arbeitsbedingungen, die die zuletzt ausgeführte Arbeit konkret geprägt haben (hier also das Fliesenlegen).

Ihre behandelnde Ärztin und Ihr behandelnder Arzt haben Ihre bisherige Tätigkeit zu berücksichtigen, sprich auf dieser Grundlage Ihre Arbeitsunfähigkeit festzustellen und Ihnen zu bescheinigen. Zudem muss spätestens ab einer sechswöchigen Dauer der Arbeitsunfähigkeit ärztlich eingeschätzt werden, ob eine stufenweise Wiedereingliederung für Sie in Betracht kommt. Das heißt, Ihr Arzt oder Ihre Ärztin muss angeben, ob Sie Ihre bisherige Arbeit noch teilweise verrichten können, und einschätzen, ob Sie durch eine stufenweise Wiederaufnahme Ihrer Tätigkeit voraussichtlich wieder besser in das Erwerbsleben eingegliedert werden können. All diese ärztlichen Überprüfungen geschehen bekanntermaßen nicht immer mit der erforderlichen Gründlichkeit. So kann es sein, dass Ihr Arzt falsche Vorstellungen von Ihrem bisherigen Beruf hat. Sie sollten Ihrem Arzt verdeutlichen, welchen Belastungen Sie in ihrem bisherigen Beruf ausgesetzt gewesen sind.

Gerade weil Krankengeld sehr lange, nämlich bis zu 78 Wochen innerhalb von je drei Jahren, beansprucht werden kann, haben die Krankenkassen weitreichende Überprüfungsrechte. Die Kassen lassen überprüfen, ob Sie wirklich arbeitsunfähig sind beziehungsweise vorerst bleiben werden. So schalten sie oft den Medizinischen Dienst (MD) ein, der zu prüfen hat, ob und wann eine Wiederaufnahme der Arbeit absehbar ist. Auch derartige Überprüfungen werden nicht immer mit der erforderlichen Gründlichkeit vorgenommen. Wenn Sie zu Unrecht vom Medizinischen Dienst „gesundgeschrieben" worden sind, sollten Sie sich wehren, möglichst auch mit ärztlicher Hilfe: Ihr behandelnder Arzt oder Ihre behandelnde Ärztin selbst sollte – idealerweise unter Darlegung überzeugender Gründe – bei der Krankenkasse für Sie ein Zweitgutachten beantragen. Nicht immer ist eine Ärztin oder ein Arzt bereit, einen solchen Aufwand zu betreiben, um sich mit einer Krankenkasse anzulegen. Diese ärztliche Unterstützung können Sie nicht erzwingen. Es lohnt sich aber, Ihren Ärger mit der Krankenkasse beim Praxisbesuch offen anzusprechen.

Wenn Sie gesetzlich krankenversichert sind, Krankengeld beziehen und in Ihrer Erwerbsfähigkeit erheblich gefährdet oder gemindert sind, müssen Sie mit möglicherweise unangenehmer Post von Ihrer Krankenkasse rechnen. Es kann sein, dass Ihre Kasse Sie schriftlich auffordert, innerhalb von zehn Wochen einen Reha-Antrag zu stellen. Tun Sie dies nicht, entfällt Ihr Krankengeldanspruch mit Ablauf dieser Zehn-Wochen Frist.

(!) WENIGER GELD: Wenn Sie der Aufforderung nachkommen und den Reha-Antrag rechtzeitig stellen, erfolgt später vielleicht eine Umdeutung Ihres Reha-Antrages in einen Rentenantrag. Diese Umdeutung ist vom Gesetz so ausdrücklich vorgesehen: Rente kostet weniger als Krankengeld.

WANN BEKOMME ICH WIE VIEL GELD VON WEM?

Welche Hilfen Arbeitnehmer bei gesundheitlichen Einschränkungen wann und in welcher Höhe erhalten, zeigt diese Übersicht.

GESUNDHEITLICHE EINSCHRÄNKUNGEN UND IHRE FINANZIELLEN FOLGEN

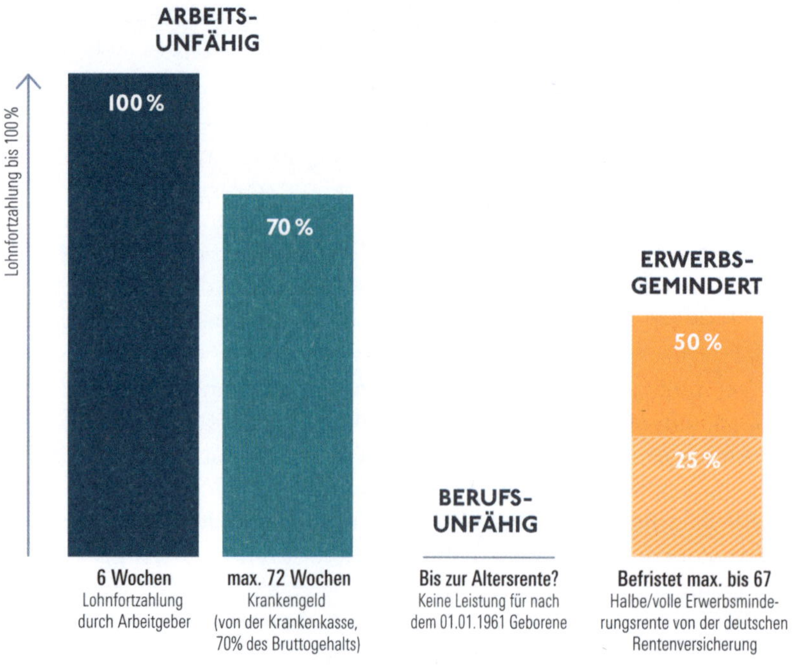

Arbeitsunfähig sind Sie, wenn Sie Ihren Beruf nicht oder nur unter der Gefahr der Verschlechterung Ihres Zustandes ausüben können. Die Arbeitsunfähigkeit ist vorübergehend und in der Regel von kurzer Dauer. Berufsunfähig bedeutet, dass Sie krankheitsbedingt nicht mehr in Ihrem zuletzt ausgeübten Beruf arbeiten können, aber theoretisch für andere Tätigkeiten einsetzbar wären. Voll erwerbsgemindert ist, wer täglich nicht mehr als 3 Stunden in irgendeiner Tätigkeit einsetzbar ist. Wer zwischen 3 und 6 Stunden arbeiten kann, gilt als teilweise erwerbsgemindert.

Die Umdeutungsfolge ist in vielen Fällen, dass die vergleichsweise niedrige Erwerbsminderungsrente eher gewährt beziehungsweise der vergleichsweise hohe Krankengeldbezug eher beendet wird, als Ihnen lieb ist. Gegen eine nachträgliche Umdeutung Ihres „erzwungenen" Reha-Antrages in einen fiktiven und von Ihnen nicht gewollten Rentenantrag können Sie sich erfolgreich zur Wehr setzen, wenn zweierlei erfüllt ist. Erstens: Sie erklären die Rücknahme Ihres fiktiven Rentenantrages. Zweitens: Sie fordern die Krankenkasse erfolgreich auf, dieser Rentenrücknahme zuzustimmen, sodass sie weiter Krankengeld zahlen muss. Dazu (also zur Zustimmung zur Rücknahme des fingierten Rentenantrages) ist die Krankenkasse aber nur dann verpflichtet, wenn Sie berechtigte Interessen haben. Dazu ein Argumentationsbeispiel: Sie können durch das Hinausschieben des Rentenbeginns noch eine erhebliche Verbesserung Ihres späteren Altersrentenanspruchs erreichen („Jahre und Rentenpunkte sammeln"). Das heißt, gerade das Hinausschieben des Rentenbeginns ermöglicht Ihnen die Zurücklegung rentenrechtlich relevanter Zeiten, die Ihnen noch fehlen, sodass Sie noch eine qualifizierte Wartezeit für eine spätere Altersrente für langjährig Versicherte erreichen.

Arbeitslosengeld I beantragen

Die Krankenkasse zahlt Krankengeld längstens für 78 Wochen (bei 6 Wochen Lohnfortzahlung durch den Arbeitgeber werden diese angerechnet und das Krankengeld maximal 72 Wochen gezahlt). Und wenn es Ihnen danach auch weiterhin krankheitsbedingt nicht möglich ist, zur bisherigen Arbeit – zum Beispiel als angestellter Fliesenleger – zurückzukehren? Dann sollten Sie so seltsam es klingt – bei der Bundesagentur für Arbeit Arbeitslosengeld I beantragen. Arbeitslosengeld I wird meist für zwölf Monate bewilligt, in bestimmten Fällen, je nach Anwartschaft und Lebensalter, auch für einen längeren Zeitraum. Die Höhe beträgt 60 Prozent des Bemessungsentgelts; für diejenigen, die mindestens ein Kind haben, sind es 67 Prozent. Unter Bemessungsentgelt versteht man das durchschnittliche Arbeitsentgelt, das Sie zuletzt erzielt hatten.

Zur Anspruchsvoraussetzung gehört, dass Sie sich, obwohl Sie krank sind, arbeitslos melden. Außerdem müssen Sie sich der Arbeitsvermittlung zur Verfügung stellen. Diese Rechtslage verunsichert viele Betroffene. Die einen hoffen, nach ihrer Genesung an den ursprünglichen Arbeitsplatz zurückkehren zu können. Oft ist ja auch das bisherige Arbeitsverhältnis gar nicht beendet worden. Andere können sich derzeit überhaupt keine Arbeit mehr vorstellen, die für sie noch in Betracht käme, und haben auch bereits Erwerbsminderungsrente beantragt. In jedem Fall sollten Sie sich mit Ihrem etwa noch vorhandenen „Restleistungsvermögen" der Arbeitsvermittlung zur Verfügung stellen („subjektive Verfügbarkeit"). Es ist auch noch aus einem anderen Grund wichtig, dass Sie gegenüber dem Arbeitsamt Ihre subjektive Verfügbarkeit klarstellen und sich damit einen Anspruch auf Arbeitslosengeld I sichern: Sie sind dann über das Arbeitsamt krankenversichert. Denn ohne Beschäftigung bei Ihrem Arbeitgeber und ohne Arbeitslosengeld-I-Bezug müsste Ihre bisherige Krankenversicherung als freiwillige Versicherung fortgeführt werden. Das heißt, Sie müssten Krankenversicherungsbeiträge zahlen, wenn Sie nicht das Glück haben, über Ihren Ehepartner beitragsfrei mitversichert zu sein.

KEINE ANGST VORM „RESTLEISTUNGSVERMÖGEN": Ohne subjektive Verfügbarkeit gibt's kein Arbeitslosengeld I. Die Gewährung von Arbeitslosengeld I steht – auch wenn Ihnen Ihr Rechtsgefühl etwas anderes sagt – Ihrer beruflichen Wiedereingliederung nicht im Wege. Arbeitslosengeld I verschlechtert andererseits auch nicht etwa Ihre Chancen auf Bewilligung einer Erwerbsminderungsrente.

In vielen Fällen lässt das Arbeitsamt die Leistungsfähigkeit ärztlich begutachten. Zu begutachten ist, ob Ihnen eine versicherungspflichtige, mindestens 15 Stunden wöchentlich umfassende zumutbare Beschäftigung unter den üblichen Bedingungen des Arbeitsmarktes noch möglich ist. Wenn der Fliesenleger krankheitsbedingt nicht mehr Fliesen legen kann, aber noch 15 Stunden körperlich leichte Tätigkeiten verrichten könnte, gilt er zwar für die Krankenkasse als arbeitsunfähig, nicht aber für das Arbeitsamt.

Ergibt die amtsärztliche Untersuchung im Auftrag des Arbeitsamtes, dass Sie voraussichtlich mehr als sechs Monate lang noch nicht einmal mehr leichte Arbeiten auf dem allgemeinen Arbeitsmarkt 15 Stunden pro Woche verrichten können, greift eine gesetzliche Sonderregelung, die folgenden Haupteffekt hat: Sie bekommen trotz dieser weitgehenden Leistungsminderung normal weiter Arbeitslosengeld. Ein häufiger Nebeneffekt ist außerdem, dass das Arbeitsamt Sie auffordert, einen Reha-Antrag zu stellen. Diese Aufforderung ist gesetzlich so vorgesehen. Damit soll möglichst schnell geklärt werden, ob eine Wiedereingliederung in das Berufsleben erfolgen kann oder eine Erwerbsminderungsrente zu gewähren ist. Die gesetzliche Sonderregelung zugunsten des kranken Arbeitslosen, der normal weiter Arbeitslosengeld bekommt, greift nicht, wenn amtsärztlich prognostiziert wird, dass Sie innerhalb von sechs Monaten wieder leistungsfähig sein werden. Lehnt das Arbeitsamt in einem solchen Fall tatsächlich einmal Leistungen ab, empfiehlt sich meistens ein Widerspruch Ihrerseits. Die Sach- und Rechtslage muss dann nochmals überprüft werden. Häufig wird der Ablehnungsbescheid nach dieser Überprüfung aufgehoben und Ihnen Arbeitslosengeld I doch noch bewilligt.

Wann die gesetzliche Unfallversicherung greift

Sowohl die Berufsgenossenschaften als auch die Unfallkassen der öffentlichen Hand sind unter anderem für die Feststellung und Entschädigung von Infektionskrankheiten zuständig. Hierzu gibt es seit Langem die Berufskrankheit Nr. 3101. Diese beschreibt „Infektionskrankheiten, wenn der Versicherte im Gesundheitsdienst, in der Wohlfahrtspflege oder in einem Laboratorium tätig oder durch eine andere Tätigkeit in ähnlichem Maße besonders ausgesetzt war". Schon frühzeitig haben sich die Berufsgenossenschaften des Themas „Covid-19 und Krankheitsfolgen" angenommen.

Die meisten Covid-19-Erkrankungen, die als Berufskrankheit anerkannt werden, betreffen Berufstätige in Pflegeeinrichtungen und Krankenhäusern (siehe auch Kapitel „Arbeitsrecht", ab S. 143). In jedem Einzelfall muss der Zusammenhang zwischen Beruf und Krankheit genau geklärt werden, ehe die Berufsgenossenschaft oder Unfallkasse der öffentlichen Hand eine Berufskrankheit anerkennt. Zu diesem Zweck finden in der Regel aufwendige Ermittlungen des Sachverhalts sowohl in juristischer als auch in medizinischer Hinsicht statt. Sowohl behandelnde Ärzte als auch Arbeitgeber müssen die zuständige Berufsgenossenschaft informieren, wenn sie den Verdacht haben, dass Ihre Covid-19-Erkrankung mit Ihrer Berufsausübung zusammenhängt.

Es kommt ebenfalls – wenn auch seltener – vor, dass eine Berufsgenossenschaft eine Covid-19-Erkrankung als Arbeitsunfall anerkennt, vorausgesetzt, der Zusammenhang zwischen Arbeit und Unfall beziehungsweise Unfallfolge lässt sich beweisen. Auch der Anerkennung – oder Ablehnung – eines Arbeitsunfalls gehen Sachverhaltsermittlungen voraus, die mit großem Aufwand betrieben werden.

1 **VERLETZTENGELD:** Wegen der Krankheitsausprägungen der von der Berufsgenossenschaft anerkannten Covid-19-Infektion haben Sie Anspruch auf Heilbehandlung sowie – anstelle von Krankengeld von der Krankenkasse – Anspruch auf Verletztengeld. Das Verletztengeld beträgt 80 Prozent des letzten durchschnittlich erzielten Arbeitsentgelts. Hinzu kommen Ansprüche auf medizinische und berufliche Reha-Maßnahmen, die in der „Handlungsempfehlung – Fallsteuerung Covid-19-Krankheitsfolgen" ausführlich dargestellt werden. Außerdem: Berufsgenossenschaften und Unfallkassen der öffentlichen Hand müssen – anders als eine Krankenkasse – den Hinterbliebenen Leistungen gewähren, wenn der Versicherte infolge des Arbeitsunfalls oder der Berufskrankheit stirbt.

2 **VERLETZTENRENTE:** Wenn Sie aufgrund einer anerkannten Berufskrankheit oder eines Arbeitsunfalls in Ihrer Erwerbsfähigkeit um wenigstens 20 Prozent gemindert sind, haben Sie Anspruch auf Verletztenrente. Minderung der Erwerbsfähigkeit (MdE) bedeutet Beeinträchtigung des körperlichen und geistigen Leistungsvermögens und infolgedessen verminderte Arbeitsmöglichkeiten auf dem gesamten Gebiet des Erwerbslebens. Auf die Arbeitsbedingungen, die die vom Versicherten zuletzt ausgeführte Arbeit geprägt haben, kommt es hier nicht an. Es findet auch keine Anrechnung mit Ihrem aktuellen Arbeitsverdienst statt. Das Ausmaß Ihrer Minderung der Erwerbsfähigkeit lässt die Berufsgenossenschaft durch von ihr bezahlte Ärzte begutachten, wobei auf MdE-Tabellen und BK-Begutachtungsempfehlungen zurückzugreifen ist. Solche Vorgaben existieren zum Beispiel für Einschränkungen der Lungenfunktion und für Schädel-Hirnverletzungen beziehungsweise hirnorganische Psychosyndrome. Auch die S2k-Leitlinie zur Begutachtung psychischer-psychosomatischer Störungen kann in vielen Fällen eine Orientierungshilfe für den ärztlichen Gutachter sein. Eine Änderung Ihrer MdE ist im Fall der Verschlimmerung beziehungsweise Besserung grundsätzlich jederzeit möglich. Sinkt Ihre MdE infolge einer Besserung dauerhaft auf unter 20 Prozent, endet die Gewährung von Verletztenrente.

„Unfallversicherungsähnliche" Ansprüche für Beamte

Sowohl Landesbeamte als auch Bundesbeamte haben Ansprüche auf Leistungen der Dienstunfallfürsorge, wenn die Covid-19-Infektion als Dienstunfall beziehungsweise Berufskrankheit anerkannt ist. Zu diesen versicherungsähnlichen Leistungen gehören gegebenenfalls ein Unfallausgleich, eine einmalige Unfallentschädigung oder ein Unfallruhegehalt. Alle Beamtenversorgungsgesetze des Bundes und der Länder verweisen auf die Nr. 3101 der Anlage 1 der Berufskrankheitenverordnung. Die Auseinandersetzungen zwischen dem Beamten und der zuständigen Dienstunfallfürsorgestelle, die die Anerkennung als Dienstunfall betreffen, ähneln weitgehend zuvor beschriebenen Auseinandersetzungen mit Berufsgenossenschaften. Auch im Beamtenversorgungsrecht wird gegebenenfalls ein großer Aufwand betrieben, um zu ermitteln, ob eine Berufskrankheit Nr. 3101 anerkannt werden kann. Die Ermittlung des Sachverhalts geschieht nach erfolgter Verdachtsanzeige beziehungsweise nach Antragstellung von Amts wegen.

WELCHES GERICHT IST ZUSTÄNDIG? Ein wesentlicher Unterschied zwischen Gesetzlicher Unfallversicherung und Beamtenversorgungsrecht: Angestellte sowie Arbeiter und Arbeiterinnen verklagen ihre Berufsgenossenschaft vor dem Sozialgericht, Beamte verklagen ihren Dienstherrn vor dem Verwaltungsgericht.

Private Krankentagegeldversicherung

Eine private Krankentagegeldversicherung ist typischerweise eine Absicherung gegen den vorübergehenden Verdienstausfall eines oder einer Selbstständigen. Nur wenn und solange Sie zu 100 Prozent arbeitsunfähig sind, erhalten Sie von Ihrer privaten Krankentagegeldversicherung ein Krankentagegeld. Wenn Sie also in Ihrem Betrieb trotz Krankheit – und wenn auch nur in geringem Umfang – noch tätig sind, zum Beispiel noch gewisse aufsichtsführende

Tätigkeiten ausüben, gelten Sie nicht als arbeitsunfähig im Sinne der Krankentagegeldversicherung.

Die Musterbedingungen der Krankentagegeldversicherer bringen es rigoros auf den Punkt: „Arbeitsunfähigkeit im Sinne dieser Bedingungen liegt vor, wenn die versicherte Person ihre berufliche Tätigkeit nach medizinischem Befund vorübergehend in keiner Weise ausüben kann, sie auch nicht ausübt und keiner anderweitigen Erwerbstätigkeit nachgeht."

BLEIBEN SIE VERNÜNFTIG. Wenn Sie trotz Arbeitsunfähigkeit heimlich arbeiten, leisten Sie nicht nur gegebenenfalls Raubbau an Ihrer Gesundheit, sondern haben auch keinen Anspruch auf Krankentagegeld. Und: Nicht selten betreibt ein Krankentagegeldversicherer einen detektivischen Aufwand, um herauszufinden, ob Sie heimlich arbeiten, obwohl Sie eigentlich zu 100 Prozent erkrankt sind.

Erwerbsminderungsrente?

Erwerbsminderungsrente bewilligt Ihnen die gesetzliche Rentenversicherung, wenn Sie erwerbsunfähig sind und die versicherungsrechtlichen Voraussetzungen (Pflichtbeitragszeiten) erfüllt haben, siehe dazu auch S. 124.

Eine Erwerbsminderungsrente wird Ihnen grundsätzlich nur befristet gewährt, und zwar für längstens drei Jahre nach Rentenbeginn. Die Höhe Ihrer Rente teilt Ihnen Ihre Deutsche Rentenversicherung auf Anfrage schon vor Bewilligung durch Übersendung einer „fiktiven Probeberechnung" einschließlich Versicherungsverlauf kostenlos mit.

Sie müssen eine Mindestversicherungszeit von fünf Jahren zurückgelegt haben. Außerdem müssen Ihre Pflichtbeiträge noch einigermaßen „frisch" sein. Das heißt, Sie müssen in den letzten fünf Jahren vor Eintritt Ihrer Erwerbsminderung mindestens drei Jahre lang Pflichtbeiträge geleistet haben (sogenannte Dreifünftelbelegung). Wenn die Zeit, während der Sie rentenversicherungspflichtig gearbeitet haben, zu lange zurückliegt, steht Ihnen allein deshalb Erwerbsminderungsrente nicht zu.

Ein Anspruch auf Erwerbsminderungsrente setzt in medizinischer Hinsicht voraus, dass Sie noch nicht einmal mehr leichte Tätigkeiten auf dem allgemeinen Arbeitsmarkt sechs Stunden täglich verrichten können. Dann sind Sie nicht „nur" berufsunfähig, sondern erwerbsunfähig und erfüllen damit die medizinische Voraussetzung für eine Erwerbsminderungsrente. Zur Einschätzung Ihrer Leistungsfähigkeit lässt die Rentenversicherung in der Regel ein ärztliches Gutachten anfertigen. Grundlage dafür sind eine ambulante Untersuchung durch einen ärztlichen Gutachter, bezahlt von der Rentenversicherung, sowie aktuelle Befundberichte Ihrer behandelnden Ärzte und – soweit vorhanden – Reha-Entlassungsberichte.

Der ärztliche Gutachter muss von Ihnen ein „positives Leistungsbild" und ein „negatives Leistungsbild" zeichnen: Er muss klären, ob Sie noch leichte, mittelschwere oder gar schwere Arbeit verrichten können (positives Leistungsbild). Dazu gibt es einerseits viele Definitionen, andererseits viele Bewertungsspielräume für die Begutachtung beziehungsweise gewisse Unklarheiten. Wie häufig und innerhalb welchen Zeitraumes muss sich denn ein bestimmter Arbeitsvorgang wiederholen, sodass es sich nicht mehr um leichte, sondern schon um mittelschwere Arbeit handelt? Ab wann ist das wiederholte unbelastete Besteigen von Treppen keine leichte Arbeit mehr, sondern schon mittelschwere Arbeit? Auf solche Fragen gibt es keinen allgemeingültigen Antwortkatalog. Vieles bewertet der ärztliche Gutachter nach eigenem Gutdünken.

Zusätzlich zum positiven Leistungsbild muss der ärztliche Gutachter ermitteln, welche qualitativen Leistungseinschränkungen bei Ihnen vorhanden sind (negatives Leistungsbild). Wenn Sie zum Beispiel gemäß positivem Leistungsbild noch mittelschwere oder wenigstens noch leichte Tätigkeiten verrichten können, wegen Gleichgewichtsstörungen aber nicht mehr auf eine Leiter steigen können, liegt darin eine qualitative Leistungseinschränkung. Solche qualitativen Leistungseinschränkungen sind „Mosaiksteine" des negativen Leistungsbildes, das Bestandteil jeder sozialmedizinischen Begutachtung im Rentenverfahren ist.

Auch wenn Sie noch leichte Tätigkeiten sechs Stunden täglich verrichten können, kann es sein, dass Sie allein wegen gravierender qualitativer Leistungseinschränkungen einen Rentenanspruch haben. Ein Beispiel für eine gravierende qualitative Leistungseinschränkung ist die krankheitsbedingte Notwendigkeit betriebsunüblicher Pausen.

BETRIEBSUNÜBLICHE PAUSEN sind Arbeitszeitunterbrechungen, die das in einem Betrieb übliche Zeitmaß überschreiten. Üblich sind 30 Minuten bei einer Arbeitszeit von mehr als sechs Stunden/Tag und 45 Minuten bei einer Arbeitszeit von mehr als neun Stunden/Tag. Wenn Ihnen diese Pausenzeiten nicht ausreichen, Sie also krankheitsbedingt viel öfter eine Pause einlegen müssen, hat die Rentenversicherung dies als gravierende qualitative Leistungseinschränkung zu berücksichtigen.

Auch die Wegeunfähigkeit ist eine gravierende qualitative Leistungseinschränkung. Die medizinische Voraussetzung für einen Anspruch auf Erwerbsminderungsrente ist erfüllt, wenn Sie nicht mehr in der Lage sind, viermal täglich eine Wegstrecke von mehr als 500 Meter einschließlich kurzer Pausen jeweils in der Zeit von bis zu 20 Minuten zu Fuß zurückzulegen. Dabei ist zu berücksichtigen, dass zur Hauptverkehrszeit im öffentlichen Personennahverkehr nur Stehplätze zur Verfügung stehen. Die Wegefähigkeit des Rentenantragstellers ist ein häufiger Streitpunkt. Dazu liegen die Einschätzungen verschiedener Gutachter oft weit auseinander.

Vor dem Sozialgericht wird zum Thema Leistungsfähigkeit besonders viel gestritten. Erfahrungsgemäß gibt es Ärzte, die eher „antragstellerfreundlich" und solche, die eher „sozialkassenfreundlich" begutachten. Zwar werden Klagen auf Erwerbsminderungsrente in der Mehrzahl der Fälle abgewiesen. Die Chancen vor Gericht sind aber nicht im Allgemeinen schlecht. Zu berücksichtigen ist, dass Erwerbsminderungsrenten in vielen sozialgerichtlichen Verfahren auch durch ein Anerkenntnis der Rentenversicherung oder durch einen Vergleich zuerkannt werden. Solche „unstreitigen" Erledigungen eines Gerichtsprozesses tauchen in Urteilsdatenbanken nicht auf.

Berufsunfähigkeitsversicherung

Während im Bereich der privaten Krankenversicherung (PKV) eine Krankentagegeldversicherung nur für Ihre vorübergehende Arbeitsunfähigkeit Leistungen erbringt, sichert Ihre private Berufsunfähigkeitsversicherung den dauerhaften Arbeitsausfall ab. Die genaue Dauer und die genaue Höhe der Leistungen ergeben sich aus den Allgemeinen Versicherungsbedingungen (AVB), auf die der von

Ihnen abgeschlossene Vertrag verweist. Haben Sie eine solche Versicherung abgeschlossen? Wie schaut es mit Ihren Vertragsbedingungen aus?

Für eine private Berufsunfähigkeitsversicherung kommt es in der Regel auf den zuletzt ausgeübten Beruf an, so wie er ohne gesundheitliche Beeinträchtigung ausgestaltet war. Wenn gerade dieser Beruf von Ihnen krankheitsbedingt ganz oder teilweise dauerhaft nicht mehr ausgeübt werden kann, erhalten Sie für die in Ihrem Versicherungsvertrag vereinbarte Zeit Rentenleistungen und Beitragsbefreiungen. Typisch für die private Berufsunfähigkeitsversicherung ist die 50-Prozent-Klausel. Das bedeutet, dass Berufsunfähigkeit dann vorliegt, wenn der zuletzt ausgeübte Beruf krankheitsbedingt zu mindestens 50 Prozent nicht mehr ausgeübt werden kann. Eine Besserung darf nach ärztlicher Prognose in einem überschaubaren Zeitraum – gemeinhin geht man von drei Jahren aus – nicht zu erwarten sein. Anders als die gesetzliche Rentenversicherung stellt eine private Berufsunfähigkeitsversicherung nicht darauf ab, ob noch leichte Tätigkeiten auf dem allgemeinen Arbeitsmarkt möglich sind.
Oft macht es viel Arbeit, dem Berufsunfähigkeitsversicherer in allen Einzelheiten darzulegen, wie der zuletzt ausgeübte Beruf konkret ausgestaltet war und dass gerade diese Berufsausübung inzwischen krankheitsbedingt nicht mehr möglich ist. Sie müssen genauestens beschreiben, wie Ihr Arbeitstag ausgesehen hatte. Auch wenn es in Ihrem Beruf eigentlich nicht den typischen Arbeitstag gibt, fordert der Versicherer detaillierte Angaben. Welche Art von Arbeitsverrichtungen gab es im Einzelnen? In welchem Umfang und in welcher Häufigkeit kamen diese an einem typischen Arbeitstag vor? Erst wenn Sie diese Fragen beantwortet haben, wird vom Berufsunfähigkeitsversicherer – beziehungsweise im Streitfall vom Gericht – ein ärztliches Sachverstandigengutachten in Auftrag gegeben.

Vorteil: Schwerbehinderung

Einen Schwerbehindertenausweis bekommen Sie, wenn Ihnen das für Ihren Wohnsitz zuständige Versorgungsamt einen Grad der Behinderung (GdB) von mindestens 50 zuerkennt (siehe auch S. 135 im Arbeitsrechtskapitel). Der Status des Schwerbehinderten (GdB von mindestens 50) bringt Vorteile zum Beispiel im Hinblick auf Ihr Arbeitsverhältnis (stärkerer Kündigungsschutz, siehe auch S. 164, und

Anspruch auf Zusatzurlaub – fünf Arbeitstage pro Urlaubsjahr) und im Hinblick auf Ihre Altersrente (früherer Anspruch auf abschlagsfreie Rente).

Den genauen Grad Ihrer Behinderung ermitteln Amtsärzte anhand der versorgungsmedizinischen Grundsätze, die in allen Bundesländern gleichermaßen gelten. Diese versorgungsmedizinischen Grundsätze enthalten viele verbindliche Vorgaben für die Einschätzung der Höhe des GdB. Orientiert an diesen Vorgaben – eine Art Katalog zu den verschiedenen Schweregraden jeder einzelnen Behinderung –, müssen die Behandlungsunterlagen und aktuellen Befundberichte Ihrer behandelnden Ärzte eingeschätzt werden. Eine zusätzliche ambulante Untersuchung wird von den Ärzten des Versorgungsamtes nur selten durchgeführt.

Entscheidend für die Einschätzung eines GdB sind keineswegs allein die ärztlichen Diagnosen. Vielmehr muss bewertet werden, wie weit die aus diesen Diagnosen resultierenden Funktionsbeeinträchtigungen reichen, unter denen Sie leiden. So reicht es beispielsweise nicht aus, genau zu bezeichnen, welche Krankheitsdiagnose mit Ihren Wirbelsäulenschäden verbunden ist. Vielmehr muss das Ausmaß der Bewegungseinschränkung oder das Ausmaß der Wirbelsäulenverformung oder das Ausmaß der Wirbelsäuleninstabilität bewertet werden. Ist insoweit von einem Einzel-GdB von 20 (mittelgradige funktionelle Auswirkung in einem Wirbelsäulenabschnitt) auszugehen oder von einem Einzel-GdB von 30 (schwere funktionelle Auswirkung)? Der Begriff Funktionsbeeinträchtigung, um den sich bei dem GdB alles dreht, bedeutet: körperliche, geistige, seelische und soziale Auswirkungen eines Gesundheitsschadens. In Bezug auf einen GdB können die verschiedensten Funktionssysteme betroffen sein: Gehirn einschließlich Psyche (siehe dazu auch S. 158 Arbeitsrecht); Augen; Ohren; Atmung; Herz-Kreislauf; Verdauung; Harnorgane; Geschlechtsapparat; Haut; Blut einschließlich blutbildendes Gewebe und Immunsystem; innere Sekretion und Stoffwechsel; Arme; Beine; Rumpf.

Berücksichtigt werden nur diejenigen Gesundheitsstörungen, die bei Ihnen nicht nur vorübergehend, sondern mit hoher Wahrscheinlichkeit länger als sechs Monate auftreten. Wenn bei einem Ihrer Leiden der Verlauf durch Besserungen und Verschlechterungen des Gesundheitszustandes geprägt ist, muss ein durchschnittliches Ausmaß der Beeinträchtigung eingeschätzt werden. So dürfen zum Beispiel bei einer chronischen Bronchitis, bei Hautkrankheiten oder bei

Anfallsleiden die zeitweiligen Verschlechterungen nicht etwa einfach unberücksichtigt bleiben, weil sie nur vorübergehend auftreten.

Die versorgungsmedizinischen Grundsätze enthalten – bisher – nichts ausdrücklich zum Thema Long-Covid-Syndrom (LCS). Daher machen die unterschiedlichen Symptome, die im Zusammenhang mit LCS auftreten, viel Arbeit: Für die Ärztinnen und Ärzte des Versorgungsamtes entsteht ein beträchtlicher Überprüfungsaufwand, um jeden einzelnen Fall unter Heranziehung der verschiedenen Bewertungsrahmen nachvollziehbar einzuordnen. Heranzuziehen sind insbesondere die in den versorgungsmedizinischen Grundsätzen enthaltenen Kapitel zu psychischen Störungen, zu Erkrankungen der Atmungsorgane und zu Erkrankungen der Haltungs- und Bewegungsorgane sowie zu rheumatischen Krankheiten.

GDB KANN SICH ÄNDERN: Jederzeit können Sie einen sogenannten Verschlimmerungsantrag stellen, sodass der Grad der Behinderung, wenn Ihr Verschlimmerungsantrag berechtigt ist, erhöht wird. Aber eine Änderung kann auch in der Gegenrichtung stattfinden. Das ist der Fall, wenn eine Verbesserung eintritt, also die Funktionsbeeinträchtigungen, unter denen Sie leiden, zurückgehen. Das Versorgungsamt leitet, wenn es von einer solchen Verbesserung erfährt, ein Verfahren ein und lässt überprüfen, inwieweit Ihr GdB zu verringern ist.

Wenn Ihr Grad der Behinderung von 50 (oder mehr) nach der Einschätzung des Versorgungsamtes auf unter 50 herabgesetzt werden muss, verlieren Sie dadurch den Schwerbehindertenstatus. Dies geschieht „jedoch erst am Ende des dritten Kalendermonats nach Eintritt der Unanfechtbarkeit des die Verringerung feststellenden Bescheides" – so die Formulierung in § 199 Abs. 1 SGB IX. Mit anderen Worten: Es kann sich lohnen, einen langen Rechtsstreit gegen die Herabsetzung des GdB von 50 zu führen. Denn solange das Widerspruchs- und nachfolgende Klageverfahren läuft, dürfen Sie – da so lange die Herabsetzung noch nicht unanfechtbar ist – Ihren Schwerbehindertenausweis noch behalten.

Wenn das Versorgungsamt Ihnen nur einen GdB von 30 oder von 40 zuerkannt hat, haben Sie zwar nicht alle mit dem Schwerbehindertenstatus verbundenen Vergünstigungen, insbesondere nicht den Anspruch auf Zusatzurlaub. Sie können dann jedoch bei der Bundesagentur für Arbeit beantragen, einem schwerbehinderten

Menschen gleichgestellt zu werden. Eine solche Gleichstellung schützt Sie, wenn der Fortbestand Ihres Arbeitsverhältnisses aus Gründen, die mit Ihrem Grad der Behinderung zu tun haben, gefährdet ist. Ehe das Arbeitsamt über Ihren Gleichstellungsantrag entscheidet, muss es bei Ihrem Arbeitgeber nachfragen, wie es um Ihren Arbeitsplatz bestellt ist, wenn Sie behinderungsbedingt beeinträchtigt sind. Infolgedessen liegt es in der Natur der Sache, dass Sie einen Gleichstellungsantrag nicht vor Ihrem Arbeitgeber geheim halten können. Das Versorgungsamt muss hingegen verschwiegener als das Arbeitsamt sein. Denn was Ihre Auseinandersetzung mit dem Versorgungsamt angeht, so haben Sie ohne weiteres die Möglichkeit, den Ihnen zuerkannten Schwerbehindertenstatus geheim zu halten.

Verfahrensrecht und Kosten

Scheuen Sie sich nicht, Widerspruch einzulegen. Rechtliche Schritte sind erlaubt und nicht ungewöhnlich.

Gegen jeden ablehnenden Bescheid eines Sozialleistungsträgers (zum Beispiel Krankenkasse, Arbeitsamt, Berufsgenossenschaft oder Versorgungsamt) können Sie sich mit einem Widerspruch zur Wehr setzen. Eine Übersendung des Widerspruchs nur per E-Mail ist nicht ausreichend. An den Anfang Ihres Widerspruchsschreibens gehört Ihr vollständiger Name und Ihre vollständige Anschrift. In den Betreff schreiben Sie das Aktenzeichen, das im ablehnenden Bescheid, gegen den Sie Widerspruch einlegen wollen, genannt ist. In der Sache selbst kommt es nicht auf besondere Höflichkeit und auch nicht auf besonders scharfe Formulierungen an, sondern darauf, dass Ihr Anliegen klar und deutlich ist. Der Widerspruch sollte deshalb ohne irgendwelches „Wenn und Aber" formuliert werden. Ihren Widerspruch können Sie jederzeit ohne Weiteres wieder zurücknehmen.

Nennen Sie für ein Widerspruchsschreiben in der Betreffzeile Aktenzeichen und Datum des erhaltenen Bescheides. Formulieren Sie dann: „Sehr geehrte Damen und Herren, gegen Ihren ablehnenden Bescheid vom xx.xx.xxxx lege ich Widerspruch ein. Leider bin ich nicht mehr in der Lage, sechs Stunden täglich zu arbeiten. Soweit Sie zu einem hiervon abweichenden Ergebnis gekommen sind, wird dies den bei mir vorhandenen Funktionseinschränkungen nicht gerecht. Ich beantrage die Aufhebung des angefochtenen Bescheides und Gewährung der von mir beantragten Erwerbsminderungsrente. Bitte stellen Sie mir die Unterlagen, auf die Sie Ihre ablehnende Entscheidung stützen, in Kopie zur Verfügung. Anschließend werde ich meine Widerspruchsbegründung gegebenenfalls ergänzen."

Kostenrisiken sind überschaubar

Die Durchführung eines Widerspruchsverfahrens gegen einen ablehnenden Bescheid ist im Sozialrecht für Sie ohne Kostenrisiko. Auch wenn Ihr Widerspruch zurückgewiesen wird, dürfen Ihnen keine Gebühren in Rechnung gestellt werden. Wenn Sie einen nachfolgenden Gerichtsprozess vor dem Sozialgericht verlieren sollten, fallen keine Gebühren oder Gerichtskosten oder gegnerischen Anwaltskosten an. Dies gilt für sozialgerichtliche Streitigkeiten, die Sie mit Sozialversicherungsträgern führen (Krankenkasse, Bundesagentur für Arbeit, Berufsgenossenschaft oder Rentenversicherung), und gilt auch für Streitigkeiten mit Versorgungsämtern, wenn etwa über die Höhe des Grades der Behinderung (GdB) gestritten wird. Nur Ihr eigener Rechtsanwalt muss bezahlt werden. Wenn Sie gewinnen, gibt es für Sie in der Regel eine Kostenerstattung in der vom Rechtsanwaltsvergütungsgesetz (RVG) vorgesehenen Höhe. Beispiel: Eine Rentenversicherung hätte Ihren Rentenantrag nicht ablehnen dürfen, gibt dem vom Rechtsanwalt erhobenen Widerspruch statt, hebt ihren ablehnenden Bescheid auf und gewährt Ihnen Rente. Die Rentenversicherung muss dann in der Regel auch die Rechtsanwaltskosten erstatten, die im Widerspruchsverfahren ausgelöst wurden (in mittleren Fällen nach dem RVG circa 500 Euro). Dies gilt ebenso, wenn Ihr Widerspruch zunächst zwar keinen Erfolg hatte, also zurückgewiesen wurde, jedoch das nachfolgende Gerichtsverfahren für Sie erfolgreich endet und die Rentenversicherung auch nach Einschätzung des Gerichts zur Klageerhebung veranlasst hatte. Dann müssen die

Ihnen im Widerspruchs- und Klageverfahren entstandenen Rechtsanwaltskosten erstattet werden, und zwar in Höhe von circa 1 500 Euro. Diese ungefähre Größenordnung ergibt sich nach dem RVG für „mittlere" sozialgerichtliche Streitigkeiten.

Rechtsschutzversicherungen und Sozialrecht

Verfügen Sie über eine Rechtsschutzversicherung, sollten Sie sich erkundigen, ob diese im Sozialrecht auch die anwaltliche Vertretung im Widerspruchsverfahren vergütet. Viele Rechtsschutzversicherungen enthalten eine Deckungsbegrenzung, wonach nicht alle „sozialrechtlichen", sondern nur „sozialgerichtliche" Streitigkeiten versichert sind. Das bedeutet, dass die Rechtsschutzversicherung erst nach erfolglos beendetem Widerspruchsverfahren einspringt, während die Kosten für eine anwaltliche Vertretung im Widerspruchsverfahren noch nicht übernommen werden, sondern erst ab Klageerhebung vor dem Sozialgericht. Wichtig ist außerdem: Rechtsschutzversicherungen übernehmen in sozialgerichtlichen Verfahren nicht nur Rechtsanwaltskosten, sondern auch die Kosten eines medizinischen Sachverständigengutachtens, wenn dieses auf besonderen Antrag des Versicherten vom Gericht in Auftrag gegeben werden muss.

Sozialrechtliches Überprüfungsverfahren

Im Sozialrecht ist es oft weniger verhängnisvoll als in anderen Rechtsbereichen, wenn Sie eine Frist versäumen. Denn oft hilft § 44 SGB X weiter. Nach dieser Vorschrift, die auch als „Kindersicherung" bezeichnet wird, können Sie im Sozialrecht die Überprüfung und gegebenenfalls Abänderung eines für Sie ungünstigen Bescheides sozusagen kinderleicht auch dann noch erreichen, wenn Sie zunächst nicht rechtzeitig Widerspruch eingelegt hatten. Statt „Hiermit erhebe ich Widerspruch gegen den Bescheid vom …" formulieren Sie, wenn Sie eine Frist versäumt haben: „Ich beantrage gemäß

WAS TUN BEI EINEM ABLEHNUNGSBESCHEID?

Falls Ihre Kasse eine Leistung ablehnt, zum Beispiel ein beantragtes Hilfsmittel, können Sie Widerspruch einlegen.

- Bewahren Sie Ruhe und bleiben Sie gelassen, so gut es geht.
- Wann ist der Ablehnungsbescheid eingegangen? Am wichtigsten ist es, die Monatsfrist zur Widerspruchseinlegung einzuhalten. Das heißt, wenn der Bescheid am 22. März 2024 bekanntgegeben worden ist, muss der Widerspruch spätestens am 22. April 2024 bei der Kasse eingegangen sein. Keine Sorge, die Widerspruchsbegründung kann nachgereicht werden!
- Achtung: Auch eine „nur" teilweise Ablehnung ist eine Ablehnung, gegen die man Widerspruch einlegen kann!
- Enthält der Ablehnungsbescheid am Ende eine Rechtsmittelbelehrung? Verweist die Rechtsmittelbelehrung darauf, dass Sie Widerspruch einlegen können? Oder müssen Sie Klage vor dem Sozialgericht erheben, da es sich bereits um einen sogenannten Widerspruchsbescheid handelt?
- Zusätzlich zur Einlegung des Widerspruchs: Jetzt können Sie die beantragte und von der Kasse abgelehnte Leistung selbst beschaffen, wenn sie medizinisch notwendig ist und von der Kasse die Kostenerstattung der selbstbeschafften Leistung verlangen.
- Achtung! Unbedingt die Reihenfolge einhalten: Zunächst einen Bescheid abwarten und sich erst dann die benötigte Leistung gegebenenfalls selbst beschaffen.
- Folgenden Fehler sollten Sie unbedingt vermeiden: Die beantragte Leistung selbst beschaffen, ohne dass die Kasse zuvor über den Antrag einen Bescheid erteilt hat. Sie sollten also nicht vorschnell handeln, sondern, wenn es nicht gerade ein medizinischer Notfall ist, einen Bescheid abwarten und gegebenenfalls anwaltlichen Rat einholen! Sie sollten vor allen Dingen auch dann einen Bescheid abwarten, wenn die Kasse die beantragte Leistung voraussichtlich ablehnen wird.
- Bewahren Sie weiterhin Ruhe und bleiben Sie einigermaßen cool! Es gibt durchaus Grund für Optimismus. Denn in vielen Fällen enden Widerspruchs- und Klageverfahren erfolgreich, sodass der Ablehnungsbescheid aufgehoben wird und die Kasse Ihnen die Kosten der Selbstbeschaffung erstatten muss.

§ 44 SGB X die Überprüfung des Bescheides vom …". Es kommt vor, dass sich der auf diesem Wege überprüfte Bescheid als rechtswidrig herausstellt und deshalb zurückgenommen werden muss. Damit lässt sich nachträglich eine Tür dafür öffnen, dass Ihnen rechtswidrig vorenthaltene Sozialleistungen nachgezahlt werden. Die „Kindersicherung" des § 44 SGB X ermöglicht eine solche Korrektur für bis zu vier Jahre rückwirkend.

Streitigkeiten mit privaten Versicherungsanbietern

Ein vergleichsweise großes Kostenrisiko besteht, wenn Sie Ihre private Versicherung verklagen. Hierbei handelt es sich nicht um sozialrechtliche, sondern um privatrechtliche Angelegenheiten, für die in der Regel das Landgericht zuständig ist. Dort müssen Gerichtskosten gezahlt werden. Zu den Gerichtskosten gehören auch die Kosten des ärztlichen Gutachters, der vom Gericht im Streitfall beauftragt wird. Außerdem herrscht vor dem Landgericht ein Anwaltszwang. Somit müssen Sie nach einem vor dem Landgericht verlorenen Prozess viel aus eigener Tasche bezahlen: Ihren eigenen und den gegnerischen Anwalt und sämtliche Gerichtskosten, wobei die genaue Höhe vom Streitwert abhängt. Wenn Sie nicht rechtsschutzversichert sind, haben Sie ein Kostenrisiko, das meistens um ein Vielfaches höher ist als die Kostenrisiken in sozialrechtlichen Streitigkeiten. Ihnen bieten sich dann noch die folgenden zwei Möglichkeiten:

OMBUDSMANN: Um hohe Gerichts- und Anwaltskostenrisiken zu vermeiden, bietet sich die Einschaltung eines Streitschlichters als Alternative zu einem Gerichtsverfahren an. Der im Versicherungswesen allgemein anerkannte Streitschlichter wird Ombudsmann genannt. So kann bei Streitigkeiten mit Ihrer privaten Berufsunfähigkeitsversicherung eine Streitschlichtung vor dem Ombudsmann stattfinden, nähere Infos finden Sie unter versicherungsombudsmann.de. Der Ombudsmann unterbreitet in vielen Streitfällen vernünftige Vorschläge für eine gütliche Einigung. Ein solches Schlichtungsverfahren ist für Sie kostenfrei. Gleiches gilt für Streitigkeiten mit Ihrer Krankenversicherung oder Krankentagegeldversicherung, für die der Ombudsmann der PKV zuständig ist:

pkv-ombudsmann.de. Nicht immer, aber oft lässt sich ein Rechtsstreit vor Gericht durch Vermittlung eines Ombudsmanns vermeiden.

2 BERATUNGSHILFE UND PROZESSKOSTENHILFE: Wenn Sie Anspruch auf SGB II-Leistungen haben (sprich Bürgergeld, vormals „Hartz IV") oder Anspruch auf SGB-XII–Leistungen (Sozialhilfe), können Sie sich an das für Ihren Wohnsitz zuständige Amtsgericht wenden und dort Beratungshilfe beantragen. Mit einem Beratungshilfeschein, den Sie Ihrem Rechtsanwalt vorlegen, haben Sie Anspruch auf Beratung und gegebenenfalls außergerichtliche Vertretung. An den Rechtsanwalt zahlen Sie, wenn es sich um eine Beratungshilfesache handelt, 15 Euro. Für einen Prozess bekommen Sie gegebenenfalls Prozesskostenhilfe, die jeweils dasjenige Gericht bewilligen muss, vor dem Sie klagen. Voraussetzung ist, dass Ihre Klage nach einer ersten Einschätzung des Gerichts Erfolgsaussichten hat. Weitere Voraussetzung für die Gewährung sowohl von Beratungshilfe als auch von Prozesskostenhilfe ist, dass Sie nicht anderweitig abgesichert sind: Eine Rechtsschutzversicherung geht vor. Ebenfalls vorrangig ist die rechtliche Vertretung durch Juristen, die aufgrund Ihrer Mitgliedschaft in einem Sozialverband oder aufgrund Ihrer Mitgliedschaft in einer Gewerkschaft für Sie – kostengünstig – tätig werden können. Auf der Internetseite des Bundesjustizministeriums bmj.de finden Sie die Broschüre „Beratungs- und Prozesskostenhilfe" mit weiteren Informationen.

ARBEITSPLATZ: RECHTE KENNEN, HILFE FINDEN

Was darf ich?
Was darf mein Arbeitgeber?
Und wie finde ich strategische Hilfen?
Dieses Kapitel informiert direkt aus dem
Praxisalltag eines Fachanwalts.

Nichts ist mehr wie vorher

Long Covid führt häufig zu rechtlichen Konflikten im Job. Scheuen Sie sich nicht, juristische Hilfe zu aktivieren.

Leistungseinschränkungen machen für gewöhnlich bei Long-Covid-Betroffenen auch im Arbeitsleben nicht Halt. Das kann automatisch das Klima zu Vorgesetzten sowie Kolleginnen und Kollegen belasten. Auffallend ist dabei: Diese Prozesse vollziehen sich oft unbemerkt und schleichend. Bevor Sie es richtig mitbekommen, sind Sie vom Leistungsträger zum Low Performer („Minderleister"), vom Mitarbeiter des Monats zum schwarzen Schaf umgetopft worden. Die Folgen sind dann in der Regel Mobbing, Bossing, Abmahnung und Kündigung. Das wiederum hat extrem nachteilige Auswirkungen auf Ihre Gesundheit. Ein Teufelskreis, dem die meisten Erkrankten kaum entfliehen können. Umso wichtiger ist es, dieser Entwicklung frühzeitig zu begegnen.

Je nach Art und Intensität der Erkrankung empfehlen sich unterschiedliche Herangehensweisen. Dabei spielt auch die Prognose für Ihre weitere gesundheitliche Entwicklung eine wichtige Rolle.

ZWISCHENZEUGNIS FRÜHZEITIG VERLANGEN! Wenn Ihr Arbeitgeber bisher mit Ihnen sehr zufrieden war, sollten Sie um ein Zwischenzeugnis bitten. Wenn es später zu Verschlechterungen des Klimas oder Ihrer Arbeitsqualität kommt, hätten Sie einen Nachweis, den Sie notfalls sogar bei Bewerbungen vorlegen könnten.

Erschwerend im Vergleich zu anderen Krankheiten wirkt sich bei Long Covid das fehlende klare Krankheitsbild aus. Arbeitsrechtlich betrachtet drängen sich im Bereich der psychosomatischen Störungen, Erschöpfung, Fatigue und Depression vor allem Vergleiche mit einem „Burn-out" auf. Treten begleitend auch physische Symptome wie Muskelschmerzen oder Husten auf, ist dies keine Besonderheit gegenüber anderen psychischen Erkrankungen.

Das optimale und vor allem präventive Verhalten rund um den Arbeitsplatz lesen Sie im Folgenden anhand einzelner möglicher Situationen. Sie beruhen auf der fachanwaltlichen Alltagspraxis, spezialisiert auf die Schwerpunkte Arbeitsrecht und Kündigungsschutz. Da die Materie sehr komplex ist und nahezu alle Bereiche des Arbeitsrechts berührt, beschränkt sich der Text auf das Wesentliche. Sicherlich gibt es im Alltag auch viele positive Beispiele, wo Betroffene gerade durch die Arbeitskollegen und -kolleginnen, Chef oder Chefin und die Kundenkontakte Hilfe und Stütze erhalten. Diese Fälle landen dann nicht in einer Kanzlei oder vor Gericht. Allerdings sind unter den Mandantinnen und Mandanten Menschen, die zunächst hofften, dass man sie unterstützen würde und sich entsprechend vertrauensvoll verhielten. Später entwickelte sich ihre Lage grundlegend anders.

Die nachstehenden Ausführungen sollen Sie daher auf mögliche Probleme aufmerksam machen, Handlungsoptionen aufzeigen und Sie so frühzeitig in die Lage versetzen, fundierte Entscheidungen zu treffen. Ob diese dann richtig oder falsch waren, weiß man in vielen Fällen nicht einmal im Rückblick. Fehler, die die eigene Position zusätzlich schwächen, sollten jedoch unbedingt vermieden werden.

Im Zusammenhang mit Long Covid treten folgende Probleme häufig bei der Arbeit auf: erstens schwankende Leistung, sinkende Verlässlichkeit, Verringerung der Arbeitsmenge, Qualitätsabfall, Fehlerhäufung und häufige Fehlzeiten. Dazu kann es Reibereien mit den Kolleginnen und Kollegen geben, was zur Verschlechterung der persönlichen Verhältnisse und teils zu Mobbing führt. Drittens kommt es aufgrund von Unzufriedenheit wegen der zuvor genannten Punkte häufig zu Ärger mit dem Chef oder der Chefin und in dem Zusammenhang zu Druckausübung, Verschlechterung des persönlichen Verhältnisses, Entfremdung, Bossing, Ermahnungen, Abmahnungen, Aufhebungsangeboten und schlimmstenfalls zur (fristlosen) Kündigung (mehr dazu ab S. 165). Letztlich kann es auch zu Ärger mit Kunden und Vertragspartnern kommen.

(!) **RECHTSSCHUTZVERSICHERUNG NICHT VERGESSEN. Kein Mensch weiß im Vorhinein, wie sich die Krankheit Long Covid bei ihm persönlich entwickelt. Unklar sind die gesundheitlichen Beeinträchtigungen und die Folgen für das Arbeitsverhältnis. Daher ist es sehr wichtig, für den Schadensfall vorzusorgen.**

Spätestens wenn Sie die Diagnose Long Covid erhalten, sollten Sie eine Rechtsschutzversicherung abschließen, die auch Arbeitsrecht einschließt. Unter test.de/rechtsschutzversicherung finden Sie dazu Tipps. Haben Sie bereits eine solche Versicherung oder sind Sie als dem Haushalt angehörende Person mitversichert? Dann prüfen Sie, ob diese auch Arbeitsrechtsschutz umfasst. Checken Sie, ob diese Versicherung nicht versehentlich gekündigt wurde und ob alle Beiträge bezahlt sind.

Krankheitsbedingte Leistungseinbußen

Wer krank wird, ist nicht gleich arbeitsunfähig, kann aber womöglich nicht mehr genauso viel leisten wie zuvor. Teilzeit kann eine Lösung sein.

Krankheit und Arbeitsunfähigkeit sind arbeitsrechtlich gesehen nicht deckungsgleich. Krankheit ist jeder regelwidrige gesundheitliche Zustand. Arbeitsunfähig sind Arbeitnehmende dann, wenn sie so krank sind, dass sie die arbeitsvertraglich geschuldeten Tätigkeiten nicht oder nur teilweise oder nur unter Inkaufnahme einer Verschlimmerung ihres Zustandes erbringen können.

In Deutschland gibt es keine Regelung für eine „teilweise Arbeitsunfähigkeit". Das führt dazu, dass Betroffene mit Leistungsbeeinträchtigungen regelmäßig zunächst weiterarbeiten. Klingt erst einmal gut, denn sie müssen keine Nachteile aufgrund der krankheitsbedingten Abwesenheit befürchten (mehr dazu ab S. 122). Der Nachteil: Wegen der Symptome wird Ihre Arbeitsleistung regelmäßig schlechter. Geistesarbeiter mit Kopfschmerzen performen kaum zu einhundert Prozent. Körperliche Arbeit wird bei chronischer Erschöpfung zur Tortur. Man denke nur an die Beschäftigten im Pflege- oder Baubereich. Auch hier leidet das Gesamtergebnis. Hinzu kommt, dass gerade bei psychischen und psychosomatischen

Symptomen zudem das Sozialverhalten schlechter wird. Dies führt zu verstärkten Konflikten mit Vorgesetzten und Kolleginnen sowie Kollegen. Hier kann ein berufsbezogenes Coaching Betroffenen helfen. Sie können auch auf professionelle Hilfsangebote zu den einzelnen Problemen (etwa Mobbing, siehe S. 171) zurückgreifen.

HELFENDE FINDEN. Fühlen Sie sich eher kraftlos? Dann suchen Sie umgehend Hilfe. Wer kann Sie unterstützen? Wer ist bereit, dieses Kapitel zu lesen und Sie an die Hand zu nehmen? Wer kann Ihren Briefkasten überwachen und die Kommunikation etwa mit Chef, Arzt, Krankenkasse, Anwältin oder Berufsgenossenschaft übernehmen? Wählen Sie jemanden aus Ihrem nahen Umfeld, aber keine Arbeitskollegen oder -kolleginnen.

Eine Kündigung von Low Performern (also Minderleistern) ist für den Arbeitgeber nicht so einfach. Das liegt daran, dass Arbeitnehmende keine Spitzenleistung schulden. Gerade bei Geistesarbeitern ist die Leistung zudem kaum messbar. Riskanter ist hier eine verhaltensbedingte Kündigung wegen Fehlern bei der Arbeit (siehe S. 164). Auch diese ist für den Arbeitgeber nicht so einfach durchzusetzen. In der Regel bedarf es zuvor mehrerer Abmahnungen. Wer feststellt, dass er trotz Inanspruchnahme entsprechender Hilfeleistung mit der Situation nicht zurechtkommt, sollte rechtzeitig ärztliche Hilfe in Anspruch nehmen und die Arbeitsfähigkeit überprüfen lassen. Je verantwortungsvoller die Position, desto früher sollte man die Reißleine ziehen. Das gilt auch für alle Berufe mit hohem Schadensrisiko für Dritte, wie etwa Piloten, Busfahrer oder Rettungssanitäterinnen.

Krank zur Arbeit?

Gerade bei psychischen oder psychosomatischen Erkrankungen neigen Betroffene dazu, sich zunächst weiter zur Arbeit „zu schleppen" oder sogar in die Arbeit „zu fliehen". Das geschieht häufig aus Pflichtbewusstsein, Angst vor Nachteilen bei der Karriere, Scham oder Überforderungen im privaten Bereich. Bei dieser Vorgehensweise gibt es zwei Probleme: In den meisten Fällen verschärft sich die Erkrankung unbehandelt weiter. Außerdem riskiert man bei krankheitsbedingten Fehlern oder Leistungsbeeinträchtigungen genau die

Nachteile, die man eigentlich vermeiden will. Im Zweifel ist eine frühzeitige Behandlung auch unter Inkaufnahme einer längeren Arbeitsunfähigkeit der bessere Weg.

Überlastungen anzeigen?

In unserer Arbeitsgesellschaft arbeiten viele Menschen regelmäßig mehr, als sie dem Arbeitgeber schulden und oft auch mehr, als gesetzlich erlaubt. Dadurch bewegen sie sich fortwährend in einer Überlastungssituation. Die Belastungen durch die Corona-Pandemie, wie etwa häufige Vertretungssituationen, veränderte Arbeitsbedingungen und Homeoffice, haben den Stress erhöht. Wer in dieser Situation an Long Covid erkrankt, sollte zunächst einmal sein Arbeitsverhältnis ordnen. Permanente Überlastungssituationen sollten dem Arbeitgeber nachweislich angezeigt werden. Im Wege der Überlastungsanzeige wird der oder die Vorgesetzte darüber informiert, dass die ordnungsgemäße Erfüllung der Arbeitsleistung gefährdet ist und dadurch Schäden zu befürchten sind. Dabei sollten Sie die konkreten Umstände genau beschreiben. Welche Leistungen werden von Ihnen gefordert? Warum genügt die dafür zur Verfügung stehende Arbeitszeit nicht? Aus welchen Gründen fallen regelmäßig Überstunden an? Soweit die durch das Arbeitszeitgesetz vorgeschriebenen täglichen Höchstarbeitszeiten von acht beziehungsweise zehn Stunden (bei Ausgleich) oder die vorgeschriebenen Ruhezeiten von mindestens elf Stunden zwischen zwei Einsätzen nicht eingehalten werden, sollte auf diesen Punkt gesondert eingegangen werden. Das Bundesarbeitsgericht (BAG) hat mittlerweile festgestellt, dass es sich bei den Vorgaben des Arbeitszeitgesetzes um Arbeitsschutzvorschriften handelt. Detaillierte gesetzliche Regelungen mit entsprechenden Bußgeldtatbeständen dazu sind in Arbeit (Stand Mai 2023). Als Arbeitnehmer können Sie die Einhaltung durchsetzen. Sollte der Arbeitgeber auf Ihre Erkrankung spätere Maßnahmen wie Abmahnung oder Kündigung stützen wollen, können Sie mit einer sogenannten Überlastungsanzeige das (Mit-)Verschulden des Arbeitgebers an der Situation glaubhaft darlegen. Deswegen sollte diese schriftlich oder per E-Mail erfolgen. Lassen Sie sich den Eingang bestätigen. Soweit im Unternehmen vorhanden, können Sie sich bei dieser Frage auch an den Betriebsrat wenden. Auch wer eine Überlastungsanzeige scheut, sollte bei Überforderung mit dem Vorgesetzten die Reihenfolge der Bearbeitung klären. Senden Sie wegen der besseren Beweisbarkeit auch hierzu am besten eine Mail an den Vorgesetzten. Bleiben Sie untätig und erledigen nur einen Teil der Aufgaben oder machen Fehler, drohen Abmahnung und Kündigung wegen Nichterledigung der Aufgaben.

Teilzeit arbeiten

Wenn Sie spüren, dass Sie dauerhaft die volle Arbeitsleistung nicht erbringen können, sollten Sie überlegen, ob Sie einen Antrag auf Teilzeit stellen wollen. Der Vorteil: Sie müssen Ihre Erkrankung im Zusammenhang mit dem Antrag nicht offenlegen. Anspruch auf Teilzeit haben Arbeitnehmende, wenn das Arbeitsverhältnis länger als sechs Monate besteht und der Arbeitgeber mehr als 15 Mitarbeiter beschäftigt.

Überlegen Sie zunächst, wie sich die verminderte Arbeitszeit auf Ihre Vergütung auswirkt. Kommen Sie dauerhaft mit einem geringeren Monatsbudget aus? Ließen sich hier und da unnötige Ausgaben streichen? Falls Sie sich für einen Teilzeitantrag entscheiden, müssen Sie den Antrag unbedingt mindestens drei Monate vor dem geplanten Beginn stellen. Zudem müssen Sie angeben, wie viele Stunden Sie künftig arbeiten möchten und wie sich diese über die Woche verteilen sollen. Gut zu wissen: Wenn der Arbeitgeber den Antrag nicht spätestens einen Monat vor dem geplanten Beginn ablehnt, verringert sich Ihre Arbeitszeit automatisch. Und: Der Arbeitgeber darf den Antrag nur ablehnen, wenn die geplante Verringerung der Arbeitszeit die Organisation, den Arbeitsablauf oder die Sicherheit im Betrieb wesentlich beeinträchtigen oder unverhältnismäßig hohe Kosten verursachen würde.

Sind Ihre Leistungseinschränkungen nur vorübergehend, empfiehlt sich die Brückenteilzeit. Hier wird das Arbeitsverhältnis am Ende der Brückenteilzeit zu den alten Konditionen fortgesetzt. Brückenteilzeit kommt nur bei Arbeitgebern mit mehr als 45 Arbeitnehmern in Betracht. Sie müssen im Antrag dann zusätzlich angeben, wie lange Sie in Teilzeit gehen wollen. Der zulässige Zeitraum reicht von mindestens einem Jahr bis zu höchstens fünf Jahren. Der Arbeitgeber darf den Antrag ablehnen, wenn betriebliche Gründe entgegenstehen oder schon zu viele andere Mitarbeiter in Brückenteilzeit sind.

Teilarbeitsunfähigkeit

Eine Teilarbeitsunfähigkeit gibt es eigentlich nicht. Gleichwohl kann es sein, dass Ihnen zwar die Arbeit nicht gänzlich unmöglich ist, Ihr behandelnder Arzt oder Ihre behandelnde Ärztin aber von bestimmten Tätigkeiten (zum Beispiel Tätigkeiten, die eine besonders starke Konzentration erfordern) oder bestimmten Formen der Ausübung der Tätigkeit (etwa Schichtarbeit oder Nachtarbeit) abrät. Wenn Sie dann ein ärztliches Attest erhalten, haben Sie eine gute Grundlage, mit dem Arbeitgeber entsprechende (vorübergehende) Änderungen der Tätigkeit zu besprechen. Ist der Arbeitgeber hier nicht bereit zu kooperieren, können Sie sich auf das Attest berufen. Er wird Sie dann vermutlich nicht mehr demgemäß einsetzen. Wenn es keine anderen Einsatzmöglichkeiten für Sie gibt, müssen Sie mit entsprechenden Maßnahmen des Arbeitgebers – bis hin zur Kündigung – rechnen. Wichtig: Ohne Ihre Zustimmung darf der Arbeitgeber Sie nur vertragsgemäß beschäftigen. Er darf Sie also nicht einfach von der Personalverantwortlichen zur Sekretärin degradieren.

Pflichten bei Arbeitsunfähigkeit

Nicht nur Sie, auch Ihr Arbeitgeber muss sich an Vorgaben halten. Das betrifft auch Ihre Privatsphäre.

Im Krankheitsfall sind Sie verpflichtet, sich unverzüglich bei Ihrem Arbeitgeber arbeitsunfähig zu melden. Nutzen Sie die hierfür im Unternehmen vorgesehenen Kanäle. Soweit Sie die Befürchtung haben, der Arbeitgeber könnte Ihnen Arges wollen, sollte die Unterrichtung beweisbar sein. Hier sollte man zusätzlich zu einem Telefonat noch eine E-Mail schicken. Dauert die Erkrankung länger als drei Tage, muss man prinzipiell eine ärztliche Praxis aufsuchen und um eine Arbeitsunfähigkeitsbescheinigung bitten. Schauen Sie in einen gegebenenfalls anwendbaren Tarifvertrag oder Ihren Arbeitsvertrag, ob Ihr Arbeitgeber schon ab dem ersten Tag eine ärztliche Untersuchung fordert. Solche Vereinbarungen sind zulässig.

GUT AUFHEBEN: Bei gesetzlich Krankenversicherten (GKV) meldet der Arzt die Arbeitsunfähigkeit an die Krankenkasse. Dort kann der Arbeitgeber die Informationen abrufen. Lassen Sie sich zusätzlich zu Beweiszwecken eine ärztliche Arbeitsunfähigkeitsbescheinigung ausstellen und heben Sie diese gut auf.

Arbeitnehmer mit privater Krankenversicherung (PKV) müssen die Arbeitsunfähigkeitsbescheinigung selbst an den Arbeitgeber weiterleiten. Die Weiterleitung sollte man im Streitfall beweisen können.

Long Covid ist noch weitgehend unerforscht, es kann also verstärkt dazu kommen, dass der Arbeitgeber die Arbeitsunfähigkeit anzweifelt. Sind diese Zweifel begründet, zum Beispiel weil die Arbeitsunfähigkeit häufig unmittelbar vor oder nach dem Wochenende attestiert wird, kann der Arbeitgeber bei der Krankenkasse des Arbeitnehmers die Einschaltung des Medizinischen Dienstes (MD) verlangen. Das gilt auch, wenn Arzt oder Ärztin, die den Krankenschein ausstellt, in der Vergangenheit wegen der Häufigkeit der von ihnen ausgestellten Arbeitsunfähigkeitsbescheinigungen auffällig geworden ist. Der Medizinische Dienst ist dann (gemäß § 275 SGB V) verpflichtet zu überprüfen, ob der Arbeitnehmer in Bezug auf seinen konkreten Arbeitsplatz tatsächlich arbeitsunfähig ist. Spätestens wenn bei dieser Prüfung die bisherige ärztliche Diagnose angezweifelt wird, müssen Sie sich fachärztlich untersuchen lassen.

Verhalten während der Erkrankung

Generell gilt: Wenn die Gefahr besteht, dass man aufgrund einer Krankheit arbeitsunfähig ist, ist man nicht nur berechtigt, sondern sogar verpflichtet, die Arbeitsunfähigkeit ärztlich prüfen zu lassen. Während der Arbeitsunfähigkeit ist alles tabu, was einen negativen Einfluss auf den Heilungsverlauf haben könnte. Wegen der weitgehend unerforschten Erkrankung Long Covid ist das sicher nicht so einfach medizinisch einzuordnen. Folgen Sie daher den Vorgaben Ihres Arztes oder Ihrer Ärztin, dann sind Sie relativ sicher.

Regelmäßig kommt es bei überwiegend psychischen Erkrankungen zu Kontroversen darüber, was Arbeitnehmende während der Erkrankung tun dürfen beziehungsweise lassen müssen. Auch wenn Ihnen zum Beispiel Ihre Ärztin aus gesundheitlichen Gründen ausdrücklich empfiehlt, am sozialen Leben teilzunehmen, seien Sie in bestimmten Situationen besser zurückhaltend. Posten Sie vor allem in den sozialen Netzwerken keine Fotos von sich am Pool oder im Club. Damit liefern Sie dem Arbeitgeber Steilvorlagen, Ihre Arbeitsunfähigkeit anzuzweifeln. Posten Sie auch keine Fotos aus „glücklichen Tagen". Ein solches Verhalten war schon häufiger Anlass für eine Strafanzeige des Arbeitgebers wegen Betrugs und führte anschließend zu Hausdurchsuchungen bei den Mandanten und Mandantinnen. Dazu gab es als Krönung dann noch die Kündigung.

Muss ich erreichbar sein?

Während der Arbeitsunfähigkeit müssen Sie nicht arbeiten. Sie müssen keine beruflichen E-Mails beantworten, keine Kundentelefonate führen und nicht einmal an das Handy gehen. Inwieweit Sie sich auf diese Rechtslage berufen beziehungsweise an der einen oder anderen Stelle Ihrem Arbeitgeber entgegenkommen, entscheiden Sie selbst. Doch Vorsicht. Gerade dann, wenn Ihr Kündigungsschutz sehr schlecht ist oder Ihre Erkrankung nicht besonders schwer, kann die Versuchung groß sein, den Arbeitgeber trotz Arbeitsunfähigkeit zu unterstützen. Die Grenze sollte aber auch in diesen Fällen dort gezogen werden, wo Ihre Gesundung gefährdet wird. Reden Sie darüber mit Ihrem Arzt oder Ihrer Ärztin und gegebenenfalls mit Ihrem Arbeitgeber.

ABSTAND GEWINNEN: So wie Sie verpflichtet sind, alles zu tun, damit Sie gesund werden, ist es auch im Interesse des Arbeitgebers, dass dieser Prozess möglichst zügig verläuft. Gerade bei psychischen oder psychosomatischen Symptomen kann ein zu früher Kontakt mit der Arbeit und/oder dem Chef den Heilungsverlauf behindern. Außerdem könnte bei Ihrem Arbeitgeber und Ihren Kollegen und Kolleginnen der Eindruck entstehen, dass es doch gar nicht so schlimm ist und Sie doch arbeiten können müssten, wenn Sie E-Mails schreiben können.

Wenn der Arbeitgeber hier allzu großen Druck ausübt, weisen Sie ihn am besten darauf hin, dass auch für ihn eine Beschäftigung des Arbeitnehmers trotz gemeldeter Arbeitsunfähigkeit nicht ohne Risiko ist. Er verletzt in diesem Fall nämlich massiv seine arbeitgeberseitigen Fürsorgepflichten und riskiert eine entsprechende Haftung für die daraus resultierenden Folgen. Soweit ein Betriebsrat vorhanden ist, kann auch dieser Ihnen in solchen Fällen effektiv helfen.

Rückkehrgespräch und Hausbesuch

Während der Arbeitsunfähigkeit sind Arbeitnehmer regelmäßig nicht verpflichtet, an Personalgesprächen teilzunehmen. Inwieweit Sie freiwillig einer Einladung folgen, sollten Sie mit Ihrem Arzt besprechen und gegebenenfalls ein solches Gespräch dafür nutzen, einen Wiedereinstieg, zum Beispiel nach dem Hamburger Modell (siehe ab S. 120 und S. 153, 167), zu besprechen.

Wenn Sie sich für ein Gespräch entscheiden und dieses Gespräch keinen guten Verlauf nimmt, sollten Sie im Zweifel keine weiteren Äußerungen tätigen. Lesen Sie hierzu auch die Ausführungen zum Betrieblichen Eingliederungsmanagement (siehe BEM, S. 156).

CHEF ZU BESUCH: Sie sind nicht verpflichtet, Ihren Arbeitgeber bei sich zu Hause zu einem Krankenbesuch zu empfangen. Wenn Sie allerdings ein sehr persönliches Verhältnis haben und/oder Ihr Kündigungsschutz nur eingeschränkt besteht (siehe S. 144), sollten Sie gleichwohl überlegen, der Bitte zu folgen.

Ein Krankenbesuch durch Ihren Arbeitgeber kann Ihnen unter Umständen nützlich sein. Wenn das Gespräch vernünftig verläuft, bietet es eine gute Gelegenheit, mit dem Arbeitgeber über weitere Hilfen für Ihre Genesung oder über Ihre schrittweise Wiedereingliederung in das Arbeitsleben zu sprechen.

Sie haben außerdem die Gelegenheit, den Arbeitgeber über die weitgehend unbekannten Folgen und den Verlauf Ihrer Long-Covid-Erkrankung zu informieren. Damit schaffen Sie möglicherweise ein bislang nicht vorhandenes Verständnis.

DER ARBEITGEBER KANN HELFEN

Wenn Sie Ihre Situation offen gelegt haben, gibt es durchaus die Möglichkeit, Ihren Arbeitsplatz daran anzupassen und Sie so zu unterstützen.

Häufig bleiben Optionen unberücksichtigt, weil die Parteien sie schlicht nicht kennen. Die nachfolgende Übersicht soll Ihnen die Bandbreite an Möglichkeiten aufzeigen, wie Ihre Chefin oder Ihr Chef Sie unterstützen kann – die Bereitschaft dazu vorausgesetzt. Gegebenenfalls kann auch über den Betriebsrat und/oder die Schwerbehindertenvertretung ein gewisser Druck aufgebaut werden.

- (Vorübergehende) Anpassung der Aufgaben (Tätigkeitsbereich, Arbeitsmenge, Kundenkontakte reduzieren, Verantwortung reduzieren, Arbeitsorganisation)
- Anpassung der Arbeitszeiten (Beginn und Ende der Arbeitszeit, Brückenteilzeit, Schichtarbeit reduzieren, Arbeitszeiten und Pausen flexibilisieren, zusätzliche Pausen, Hamburger Modell, Zusatzurlaub für Arzttermine)
- Anpassung des Arbeitsortes (Einzelbüro statt Großraumbüro, Back-Office statt Front-Office, Homeoffice, Vermeidung isolierten Arbeitens)
- Anpassung des Führungsverhaltens (Regelmäßige Gespräche, Unterstützungsangebote, Informationen über inner- oder außerbetriebliche Unterstützungsmöglichkeiten (zum Beispiel Betriebsarzt), regelmäßige Überprüfung der Arbeitsplatzsituation, klare Zielvorgaben)
- Fortbildung der Führungskräfte (EU-Leitfaden für Führungskräfte, https://osha.europa.eu/de → Deutsche Sprache wählen, Suchbegriff „Long Covid Leitfaden"

Weitere Anlaufstellen bei Long Covid
Neben den innerbetrieblichen Anlaufstellen wie Vorgesetzter, Betriebsrat, Schwerbehindertenvertretung und Betriebsarzt, gibt es weitere externe Möglichkeiten. Erste Anlaufstelle ist natürlich die hausärztliche Praxis. Daneben können bei längerer Erkrankung Informationen bei der Krankenkasse und der Rentenversicherung über medizinische Reha oder eine stufenweise Wiedereingliederung (Hamburger Modell) eingeholt werden (siehe dazu auch den Abschnitt „Patientenrechte" ab S. 120). Daneben bietet die ergänzende unabhängige Teilhabeberatung (EUTB) ein umfangreiches Beratungs- und Unterstützungsangebot rund um Fragen der Teilhabe und medizinischen Rehabilitation (teilhabeberatung.de).

Häufig kurz oder einmal lang?

Viele Betroffene fragen sich, ob sie ihrem Chef die Erkrankung offenlegen sollten. Eine allgemeine Empfehlung gibt es nicht. Grundsätzlich sind Sie nicht verpflichtet, dem Arbeitgeber die Hintergründe Ihrer Erkrankung offenzulegen. Gerade bei psychischen oder psychosomatischen Erkrankungen muss dies genau überlegt werden. Diese sind leider noch immer von einer starken gesellschaftlichen Stigmatisierung begleitet. Die Karriere ist nach einer Offenlegung regelmäßig beendet, der Arbeitgeber wird vielleicht versuchen, Sie loszuwerden. Auf der anderen Seite ist Long Covid ein breit diskutiertes gesellschaftliches Problem. Vor diesem Hintergrund kann hier möglicherweise mit erhöhtem Verständnis gerechnet werden. Wenn Sie jedenfalls Zweifel an der Loyalität Ihrer Vorgesetzten haben, sollten Sie die Krankheitsursachen für sich behalten. Ausnahme: Wenn Sie in einem sehr kleinen Betrieb mit nicht mehr als zehn Arbeitnehmern tätig sind, sollten Sie den Chef unbedingt ins Vertrauen ziehen. Da Sie in diesem Fall keinen Kündigungsschutz haben, haben Sie auch nichts zu verlieren. Das Gleiche gilt im ersten halben Jahr bei einem neuen Arbeitgeber (Probezeit).

Bei Long Covid stellt sich häufig die Frage: Sollte man so lange wie möglich weiterarbeiten und häufige kürzere Ausfälle hinnehmen oder im Rahmen einer zusammenhängenden längeren Arbeitsunfähigkeit versuchen, richtig gesund zu werden. Das entscheidet selbstverständlich in erster Linie der Arzt, der die Arbeitsunfähigkeit attestieren muss.

ALLES IST RELATIV: Arbeitsrechtlich betrachtet ist eine länger anhaltende Erkrankung weniger gefährlich für den Bestand des Arbeitsverhältnisses als häufige Kurzerkrankungen. Der Arbeitgeber kann sich auf Erstere besser einstellen, was zum Beispiel im Rahmen der notwendigen Interessenabwägung bei einer Kündigung zugunsten des Arbeitnehmers berücksichtigt werden muss. Auch im Kollegenkreis wird eine längere Abwesenheit mit der Möglichkeit effektiver Vertretungsregelungen eher akzeptiert als ein ständiges Hin und Her.

Ihre Rechte bei Arbeitsunfähigkeit wegen Krankheit

Sie haben nicht nur ein Recht auf Entgeltfortzahlung, sondern auch auf Leistungen aus dem Gesundheitsbereich. Diese müssen geplant werden.

Im Fall der Erkrankung haben Sie in Festanstellung einen Anspruch auf ungeminderte Entgeltfortzahlung gegen Ihren Arbeitgeber für sechs Wochen. Dieser Anspruch entsteht für jede neue Krankheit noch einmal. Indirekte Gehaltseinbußen drohen bei Wegfall von Gesundheitsprämien und erfolgsorientierten Vergütungsbestandteilen, etwa wenn eine Zielvereinbarung wegen längerer Abwesenheit nicht erfüllt werden kann.

Nach Ablauf der sechs Wochen erhalten Sie von Ihrer Krankenkasse Krankengeld in Höhe von 70 Prozent des Brutto-, aber maximal 90 Prozent des Nettoverdienstes. Beamten und Beamtinnen wird das Gehalt bei Dienstunfähigkeit ohne zeitliche Begrenzung weiterhin gezahlt. Bei lang andauernder Erkrankung müssen sie mit der Einleitung eines Pensionierungsverfahrens rechnen.

Pflegezeit bei Angehörigen: Wenn Familienmitglieder an Long Covid erkranken, kann dies schnell zu einer (mentalen) Überlastung führen. Denken Sie in solchen Fällen an die Möglichkeit der Beantragung einer Pflegezeit. Voraussetzung ist, dass Ihr Arbeitgeber mehr als 15 Arbeitnehmer beschäftigt. Die Pflegezeit beträgt maximal sechs Monate. In dieser Zeit kann eine vollständige oder teilweise Freistellung von der Arbeit erfolgen. Finanzielle Einbußen können über ein zinsloses staatliches Darlehen abgemildert werden. Dieses kann beim Bundesamt für Familie und zivilgesellschaftliche Aufgaben (Bafza) beantragt werden.

Stufenweise Wiedereingliederung

Nach längerer Erkrankung ermöglicht das sogenannte Hamburger Modell (mehr dazu siehe S. 157) einen stufenweisen Wiedereinstieg in die Arbeit. Während dieser Zeit bekommt man weiter Krankengeld. Wenn Ihre Symptome überwiegend psychischer oder psychosomatischer Natur sind, bietet sich dieses Modell besonders an. Arbeitszeiten und Leistungsanforderungen während der Wiedereingliederung werden zwischen Arbeitgeber und Arbeitnehmer mit Unterstützung von behandelnden Ärzten, Betriebsarzt, Psychologen oder Psychotherapeuten vereinbart. Die Vereinbarungen sollten von Anfang an flexibel gehalten werden, da der Heilungsverlauf bei Long Covid selten linear verläuft. Unerwartete Rückschläge müssen eingeplant werden. Versuchen Sie vor Beginn einer Wiedereingliederung diese Umstände so genau wie möglich abzuklären. Überlegen Sie, ob der Arbeitgeber die Wiedereingliederung nicht nur benutzen will, um Sie später besser loszuwerden. Er bekommt Informationen, die er im Rahmen einer krankheitsbedingten Kündigung gegen Sie verwenden kann. Und Vorsicht: Es gibt auch Arbeitgeber, die das Hamburger Modell nur dazu benutzen, um zu beweisen, dass der Arbeitnehmer dauerhaft nicht in der Lage ist, seine arbeitsvertraglichen Verpflichtungen zu erfüllen.

BEM – Betriebliches Eingliederungsmanagement

Der Arbeitgeber muss dem Arbeitnehmer bei einer Arbeitsunfähigkeit von mehr als sechs Wochen innerhalb eines Jahres ein betriebliches Eingliederungsmanagement – kurz BEM – anbieten. Wenn Sie eine Einladung zu einem BEM-Gespräch bekommen, sollten Sie nicht in Panik verfallen. Es kann sein, dass der Arbeitgeber einfach nur seinen gesetzlichen Verpflichtungen nachkommen will. Möglicherweise will er aber auch eine Kündigung vorbereiten. Im Zweifel sollten Sie von Letzterem ausgehen und sich entsprechend den nachfolgenden Tipps verhalten. Die Grundregel: Verweigern Sie niemals ein BEM! Die meisten krankheitsbedingten Kündigungen

DAS HAMBURGER MODELL

Wer nach längerer Erkrankung
in den Job zurückkehrt, kann die Arbeitszeit
stufenweise steigern.

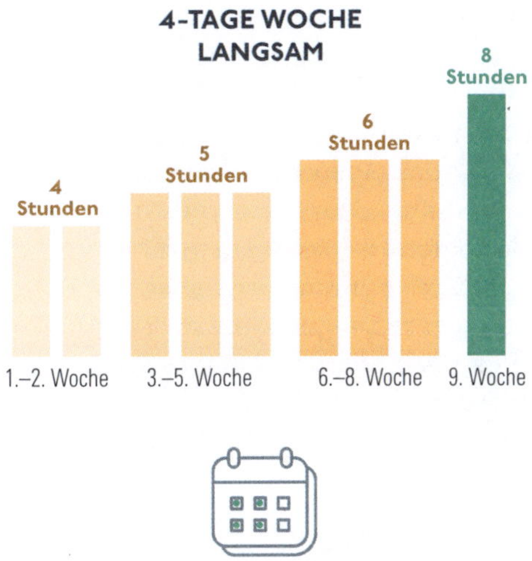

8 Stunden: reguläre Arbeitszeit

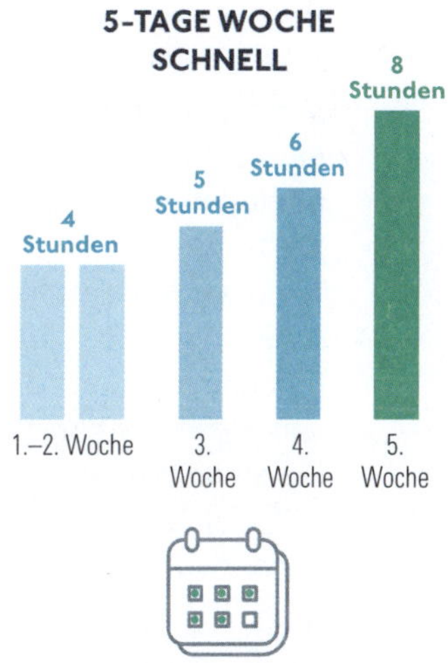

8 Stunden: reguläre Arbeitszeit

Ob Sie während der stufenweisen Wiedereingliederung an vier oder fünf Tagen in der Woche arbeiten, entscheiden Sie selbst bzw. in Abstimmung mit Ihrer Arbeitgeberin oder Ihrem Arbeitgeber. Auch, welchen Aufgaben Sie in dieser Zeit nachgehen und welche Leistung erwartet wird. Am besten werden diese Vereinbarungen mit Unterstützung von Ihrer behandelnden Ärztin oder dem behandelnden Arzt, einem Betriebsarzt, Psychologen oder Psychotherapeuten getroffen. Sie sollten außerdem von Anfang an flexibel gehalten werden, da der Heilungsverlauf bei Long Covid selten linear verläuft und Sie nicht absehen können, ob Sie vielleicht mehr oder weniger leisten können, als zunächst angenommmen.
Ziel des Hamburger Modells ist es, dass Sie sich langsam und behutsam wieder an den vollen Arbeitsumfang gewöhnen, ohne sich psychisch oder körperlich zu überfordern und erneut arbeitsunfähig zu werden.

scheitern daran, dass der Arbeitgeber kein (ordnungsgemäßes) BEM durchgeführt hat. Wenn Sie auf ein BEM verzichten, stellt sich vor Gericht die Frage nicht mehr, ob dieses ordnungsgemäß war. Die Chance auf eine hohe Abfindung werfen Sie in diesem Falle einfach weg. Wenn Sie sich für ein BEM nicht fit fühlen, dem Chef nicht gegenübertreten wollen oder wenn Sie einfach Zeit gewinnen wollen, erklären Sie dem Arbeitgeber, dass Sie gern ein BEM durchführen wollen, aber momentan aus gesundheitlichen Gründen dazu nicht in der Lage sind.

Sollte das Betriebliche Eingliederungsmanagement unausweichlich werden, ist eine anwaltliche Beratung vorab empfehlenswert. Sollten Sie diesem Rat nicht folgen wollen: Gehen Sie hin und schildern Sie dort ausschließlich eventuelle Bedingungen am Arbeitsplatz, die für Ihren Krankheitszustand (mit)verantwortlich sind. Viele Arbeitnehmer arbeiten dauerhaft mehr, als Ihnen guttut. Die Covid-bedingten Leistungseinschränkungen führen vielleicht nur dazu, dass eine schon früher bestehende Überlastungssituation nicht mehr bewältigt werden kann. Das sollten Sie (spätestens) an dieser Stelle kundtun.

Beachten Sie hierbei auch den Abschnitt zur Überlastungsanzeige auf S. 147. Äußern Sie sich nicht zu Ihrer Krankheit selbst, zu den Symptomen oder Ursachen. Wenn der Arbeitgeber etwas fragt, von dem Sie nicht sicher sind, ob Sie es beantworten sollten, sagen Sie einfach: Dazu möchte ich nichts sagen. Im Zweifel sagen Sie lieber nichts. Aus dem Schweigen können Ihnen keine Nachteile entstehen.

Sonderfall: Schwerbehinderung

Gemäß § 2 Abs. 3 SGB IX liegt eine Schwerbehinderung ab einem Grad der Behinderung (GdB) von mindestens 50 vor (siehe dazu auch „Vorteil: Schwerbehinderung", ab S. 133). Ab einem GdB von 30 kommt eine Gleichstellung gemäß § 2 Abs. 3 SGB IX in Betracht. Grundsätzlich können auch psychische Erkrankungen zu einer Schwerbehinderung führen.

Häufig begleiten psychische Erkrankungen auch eine Schwerbehinderung aus anderen Gründen. In all diesen Fällen sind Sie als Arbeitnehmer im Arbeitsverhältnis besonders geschützt. Der besondere Schutz beginnt bereits im Bewerbungsverfahren. Fragen nach einer Behinderung sind nur zulässig, wenn der Arbeitgeber ein nachweisbares Interesse an ihrer Beantwortung hat. Bei psychischen Erkrankungen ist dies in der Regel nicht der Fall. Ausnahmsweise können solche Fragen in bestimmten Berufsgruppen zum Beispiel bei einer großen Verantwortung für Dritte (zum Beispiel Piloten) zulässig sein. Für Ansprüche nach dem Allgemeinen Gleichbehandlungsgesetz (AGG) genügt es bereits, wenn der Arbeitgeber Indizien für eine Benachteiligung setzt. Das kann schon die (unberechtigte) Frage nach einer Schwerbehinderung sein.

BESONDERER KÜNDIGUNGSSCHUTZ: Schwerbehinderte und ihnen gleichgestellte Personen sind vor Kündigung besonders geschützt. Hier benötigt der Arbeitgeber die behördliche Zustimmung zur Kündigung. Diese wird nur erteilt, soweit eine Benachteiligung aufgrund der Schwerbehinderung ausgeschlossen ist

Leidensgerechter Arbeitsplatz im Betrieb

Ein Arbeitsplatz ist dann leidensgerecht, wenn Betroffene alle gestellten Herausforderungen und Aufgaben trotz ihrer gesundheitlichen Beeinträchtigung entsprechend ihrer Fähigkeiten erledigen können. Grundsätzlich gilt, dass jedem Mitarbeiter eine leidensgerechte Beschäftigung gewährleistet werden muss, sofern dies im Betrieb möglich ist. Hierbei ist zu beachten, dass ein leidensgerechter Arbeitsplatz im Betrieb bereits vorhanden und frei sein muss.

Eine Verpflichtung des Arbeitgebers, einen leidensgerechten Arbeitsplatz neu zu schaffen, besteht nicht. Das Vorhandensein eines leidensgerechten Arbeitsplatzes ist durch den Arbeitnehmer zu beweisen, wenn zuvor ein betriebliches Eingliederungsmanagement durch den Arbeitgeber angeboten beziehungsweise durchgeführt wurde. Weshalb ein durch Sie vorgeschlagener Arbeitsplatz nicht leidensgerecht ist, ist jedoch durch den Arbeitgeber darzulegen und zu beweisen.

Berufskrankheit oder Arbeitsunfall

Vor allem an Arbeitsstellen mit einem erhöhten Infektionsrisiko kommt eine Anerkennung von Long Covid als Berufskrankheit in Betracht (siehe dazu auch S. 127). Das betrifft zum Beispiel Krankenhäuser, Pflegeeinrichtungen, Labore, Kitas und Schulen. Überall dort, wo die einrichtungsbezogene Impfpflicht galt, hat der Gesetzgeber eine entsprechende Wertung einer erhöhten Infektionsgefahr vorgenommen, auf die Sie sich gut berufen können. Zuständig für die Bewertung sind die jeweilige Berufsgenossenschaft und die Unfallkrankenkasse. In anderen Bereichen mit erhöhter Ansteckungsgefahr, zum Beispiel dem Einzelhandel, kommt auch eine Einstufung als Arbeitsunfall in Betracht (siehe dazu auch ab S. 128).

VON VORTEIL! Eine Anerkennung als Berufskrankheit oder Arbeitsunfall ist vorteilhaft, weil hier die Leistungen und damit auch die Therapiemöglichkeiten wesentlich besser sind. Die Berufsgenossenschaft übernimmt die finanziellen Leistungen nach Ende der Entgeltfortzahlung durch den Arbeitgeber. Außerdem sind die sogenannten Leistungsbemessungsgrenzen in der Unfallversicherung höher als in der gesetzlichen Krankenversicherung, Sie bekommen also mehr Geld.

Wenn Sie ein hohes Einkommen haben und gesetzlich krankenversichert sind, ist das Übergangsgeld von der Berufsgenossenschaft höher als das Krankengeld. Neben besseren finanziellen Leistungen trumpft die gesetzliche Unfallversicherung mit einem überregionalen und interdisziplinären Angebot für Long-Covid-Betroffene.

Ansteckung am Arbeitsplatz und Schadensersatz

Wenn die Ansteckung mit dem Coronavirus nachweislich oder mit hoher Wahrscheinlichkeit am Arbeitsplatz erfolgte oder sich eine Berufskrankheit oder ein Arbeitsunfall (siehe oben) ereignet hat, ist der Arbeitnehmer deutlich besser vor negativen Reaktionen des Arbeitgebers, wie zum Beispiel einer Kündigung, geschützt.

Die Umstände der Erkrankung sind (spätestens) bei einer Interessenabwägung im Kündigungsschutzprozess zu berücksichtigen. Das gilt umso mehr, wenn der Arbeitgeber Schutzmaßnahmen im Unternehmen nicht ausreichend getroffen hat. An dieser Stelle kann es entscheidend sein, ob und welches Schutzkonzept der Arbeitgeber hatte und inwiefern er gegen gesetzlich vorgeschriebene Maßnahmen verstoßen hat. Hier sollte gegebenenfalls eine Beweissicherung (etwa Auskünfte von Arbeitskollegen und -kolleginnen, Kopie des Schutzkonzeptes) erfolgen.

ANSPRUCH AUF SCHADENSERSATZ? Bei nachweisbaren Ansteckungen am Arbeitsplatz können grundsätzlich Schadensersatzansprüche des erkrankten Arbeitnehmers gegen den Arbeitgeber in Betracht kommen. Hierfür muss allerdings auch die Schuld des Arbeitgebers an der Erkrankung nachgewiesen werden.

Selbst wenn der Arbeitnehmer die Verletzung arbeitgeberseitiger Schutz- und Fürsorgepflichten (zum Beispiel unzureichendes Schutzkonzept, mangelhafte Umsetzung des Schutzkonzeptes, Verstöße gegen gesetzliche Regelungen) nachweisen kann: Die dadurch geschaffene Gefahrenlage muss sich auch in dem jeweils konkreten Fall realisiert haben.

Letztlich muss der Arbeitnehmer also beweisen, wo, wann und bei wem genau er sich angesteckt hat. Dieser Beweis ist in der Praxis häufig nicht möglich. Sollte das in Ihrem Fall ausnahmsweise anders sein, empfiehlt sich zeitnah eine anwaltliche Beratung aufzusuchen. Der Schaden geht in diesen Fällen regelmäßig weit über das hinaus, was durch Berufsgenossenschaft und Krankenkasse abgedeckt wird. Daneben kommt ein Anspruch auf Schmerzensgeld in Betracht.

Kündigung, Abmahnung und Überwachung

Es gibt viele Möglichkeiten, wie Ihr Arbeitgeber auf Ihre Erkrankung reagiert. Was Ihnen alles blühen kann und wie Sie sich am besten verhalten, lesen Sie hier.

Einige mögliche Reaktion des Arbeitgebers auf Ihre Erkrankung wurden bereits beispielhaft ab S. 149 und auf S. 152 dargestellt. Hier geht es nun um die Möglichkeiten des Arbeitgebers, der Sie loswerden möchte. Im Unterschied zu den oben beschriebenen Maßnahmen sind hier insgesamt Vorsicht und Vorbereitung angesagt. Wer sich nicht sicher ist, dass der Arbeitgeber es noch gut mit ihm meint, sollte diese Optionen immer im Blick haben. Bereitet der Arbeitgeber vielleicht schon eine Kündigung vor? Dienen die scheinbar fürsorglichen Gespräche schon der Vorbereitung? Versucht der Arbeitgeber Informationen zu bekommen, um die Kündigung besser umsetzen zu können?
Wenn Sie wiederum zu misstrauisch sind, können Sie ein gutes Verhältnis zum Chef verderben. Sind Sie zu arglos und leichtgläubig, verderben Sie sich möglicherweise die Chancen auf eine effektive Abwehr der Kündigung oder eine hohe Abfindung.

Überwachung – Was ist erlaubt?

Wenn Arbeitnehmer krank sind oder aus gesundheitlichen Gründen ihre Arbeitsleistung leidet, führt das beim Arbeitgeber naturgemäß zur Unzufriedenheit. Viele Arbeitgeber neigen in solchen Fällen dazu, den Arbeitnehmer verstärkt zu überwachen. Die Motivation ist dabei unterschiedlich. Soweit der Arbeitgeber am Arbeitsverhältnis noch festhalten will, soll die Überwachung den Arbeitnehmer zu einer höheren Leistung treiben. In den anderen Fällen sucht der Arbeitgeber nach Kündigungsgründen. Das gilt zum Beispiel, wenn der Arbeitgeber vermutet, dass die Erkrankung nur vorgeschoben oder jedenfalls nicht so gravierend ist. Die gute Nachricht: Eine anlasslose permanente Überwachung von Arbeitnehmern und Arbeitnehmerinnen durch den Arbeitgeber ist unzulässig. Das gilt insbesondere auch für eine permanente Leistungskontrolle. Vor diesem Hintergrund sind sogenannte Keylogger, die jede Tastatureingabe protokollieren, grundsätzlich unzulässig.

Viele Arbeitgeber halten sich nicht an diese Vorgaben. Das zeigt der massenhafte Verkauf solcher Programme. Der Arbeitgeber darf solcherart gewonnene Informationen gegen den Arbeitnehmer jedoch nicht verwenden und macht sich darüber hinaus schadensersatzpflichtig. Im Hinblick auf die häufig einhergehenden Datenschutzverstöße drohen ihm Bußgelder. Nichtsdestotrotz können Ihnen entsprechende Informationen massiv schaden. Ist die Kündigung erst mal ausgesprochen, geht es vor Gericht häufig nur noch um die Höhe der Abfindung. Deshalb sollten Sie auch im Hinblick auf unzulässige Überwachung „auf der Hut sein". Das gilt umso mehr, wenn Sie krankheitsbedingt geschwächt und zu einem Krieg mit dem Arbeitgeber gar nicht in der Lage sind. Wenn Sie den Verdacht einer unzulässigen Überwachung haben, sollten Sie den Arbeitgeber auf keinen Fall sofort anzeigen. Lassen Sie sich in jedem Fall vorab arbeitsrechtlich beraten. Auch begründete Anzeigen können Ihr Arbeitsverhältnis gefährden.

(!) BIG BROTHER IM AUSNAHMEFALL: Hat der Arbeitgeber den konkreten Verdacht einer schwerwiegenden Vertragsverletzung gegen den Arbeitnehmer, kann eine zeitlich begrenzte Überwachung zulässig sein. Typischer Fall ist der Vorwurf des Arbeitszeitbetrugs. Der Arbeitgeber hat den Verdacht, dass der Arbeitnehmer während der Arbeitszeit privaten Dingen nachgeht.

Gerade bei psychischen Erkrankungen neigen Menschen häufig dazu, sich abzulenken. Das ist nachvollziehbar und geschieht manchmal nur halb bewusst. Doch Vorsicht: Wer während der Arbeitszeit nach den nächsten Urlaubszielen googelt, lebt gefährlich. Das gilt umso mehr, als dies auf Geräten geschieht, auf die der Arbeitgeber Zugriff hat. Der Arbeitgeber braucht zwar einen Verdacht, aber der lässt sich häufig im Nachhinein einfach konstruieren. Der Arbeitgeber wertet den Browserverlauf aus und behauptet dann, der Verdacht sei durch „zufälliges" Blicken auf den Bildschirm des Arbeitnehmers entstanden.

Kündigungsgefahr

Entgegen einem landläufigen Missverständnis schützt eine Krankheit nicht vor Kündigung. Allgemeinen Kündigungsschutz haben Sie nur, wenn in Ihrem Unternehmen regelmäßig mehr als zehn Arbeitnehmer beschäftigt werden und Sie länger als ein halbes Jahr dort beschäftigt sind. Auch wenn diese Bedingungen erfüllt sind, bedeutet dies nicht, dass der Arbeitgeber nicht kündigen kann. Er benötigt aber einen Kündigungsgrund. Im Zusammenhang mit Long Covid sind dies vor allem die Krankheit selbst (krankheitsbedingte Kündigung) oder Fehler bei der Arbeit, die im Zusammenhang mit der Erkrankung gemacht werden (verhaltensbedingte Kündigung). Beides wird nachfolgend erläutert. Viele Arbeitgeber verstecken die eigentlichen Kündigungsgründe aber auch hinter anderen Gründen, zum Beispiel betriebsbedingten Gründen. Häufig ist dem Arbeitgeber völlig klar, dass die Kündigung vor Gericht nicht halten wird. Um Ihre Rechte zu sichern, ist bei Erhalt einer Kündigung eine sofortige Reaktion Ihrerseits erforderlich. Lesen Sie dazu die Ausführungen unten zum Verhalten bei Erhalt einer Kündigung ab S. 166.

(!) KRANKHEITSBEDINGTE KÜNDIGUNG: Mit einer sogenannten krankheitsbedingten Kündigung müssen Sie rechnen, wenn Sie in den letzten drei Jahren jährlich mindestens sechs Wochen krank waren oder wenn Sie häufiger Kurzzeiterkrankungen hatten. Wenn der Arbeitgeber vorher kein BEM versucht hat, ist die Kündigung allein deswegen unwirksam.

Überprüft wird die Kündigung aber nur dann, wenn Sie innerhalb von drei Wochen Kündigungsschutzklage beim zuständigen Arbeitsgericht einreichen. Die meisten Kündigungsschutzprozesse enden mit der Zahlung einer Abfindung. Wie hoch diese ist, hängt aber davon ab, ob Sie sich möglichst von Anfang an professionell verhalten. Gerade die krankheitsbedingte Kündigung kann sehr gut angegriffen werden. Neben den bereits geschilderten Voraussetzungen (die häufig gar nicht vorliegen) bedarf es außerdem noch einer negativen Prognose im Hinblick auf Ihren Gesundheitszustand in der Zukunft. Bei psychischen Erkrankungen kann diese Prognose regelmäßig durch ein ärztliches Zeugnis oder Gutachten zerstört werden. Lesen Sie dazu die folgenden Ausführungen zum Verhalten bei Erhalt einer Kündigung und zum Ablauf des Kündigungsschutzprozesses.

Abmahnung und Ermahnung

Eine Abmahnung erkennen Sie immer daran, dass ein Fehlverhalten gerügt wurde und gleichzeitig bei Wiederholung eine Kündigung in Aussicht gestellt wird. Einer Abmahnung des Arbeitgebers können zwei Beweggründe zugrunde liegen: Der Chef möchte Ihnen einen Denkzettel verpassen oder sich für schlechte Arbeit „rächen" oder er möchte eine verhaltensbedingte Kündigung vorbereiten. Sind die Kündigungsgründe nicht besonders gravierend, benötigt der Arbeitgeber regelmäßig eine oder mehrere vorherige Abmahnungen. Eine Abmahnung sollten Sie daher in keinem Fall auf die leichte Schulter nehmen. Es gibt verschiedene Reaktionsmöglichkeiten: Die Abmahnung ist offensichtlich unwirksam. In diesem Fall kann man sie ignorieren. Das geht jedenfalls dann, wenn durch die Abmahnung in der Personalakte nicht der innerbetriebliche Aufstieg gefährdet ist. Alternativ kann man eine Gegendarstellung fertigen oder (notfalls gerichtlich) die Entfernung der Abmahnung verlangen. Gerade wenn man das Arbeitsverhältnis eigentlich gegen Zahlung einer Abfindung beenden möchte, empfiehlt sich in solchen Fällen die Klage (siehe S. 169). Ist die Abmahnung wirksam, sollte sie allenfalls mit einer Gegendarstellung angegriffen werden. Diese muss der Arbeitgeber dann zur Personalakte nehmen.

Bei einer Ermahnung mit dem Hinweis auf Fehler enthält die Rüge des Arbeitgebers keine Kündigungsdrohung. Sie dient nur dazu, Sie auf Ihre arbeitsvertraglichen Pflichten hinzuweisen. Sie sollen bei einer späteren Abmahnung oder Kündigung nicht sagen können: Davon habe ich ja gar nichts gewusst. Soweit die Vorgaben korrekt sind, sollten Sie diese folglich besonders sorgfältig einhalten, um dem Arbeitgeber keine Steilvorlage für eine Abmahnung zu liefern.

Verhaltensbedingte Kündigung

Die verhaltensbedingte Kündigung ist schon deutlich gefährlicher. Gerade bei psychisch Erkrankten gehen häufig die Nerven durch. Chefs nutzen das, provozieren und erreichen zum Beispiel, dass der Arbeitnehmer sie unter Zeugen beleidigt. Das stellt einen Grund für eine fristlose Kündigung ohne vorherige Abmahnung dar. Auch schwerwiegende Fehler bei der Arbeit können nach vorheriger (wirksamer) Abmahnung einen Kündigungsgrund darstellen. Das gilt besonders dann, wenn sie mit hohen Schäden für den Arbeitgeber einhergehen. Vor diesem Hintergrund gilt der zuvor geschilderte Grundsatz: Wenn Sie merken, dass Ihnen die Fähigkeiten oder die Nerven für die Arbeit aufgrund der Erkrankung fehlen, ist es besser, für eine Zeit in der Arbeitsunfähigkeit „zu verschwinden". Eine fristlose verhaltensbedingte Kündigung hat in der Regel sehr unangenehme Konsequenzen. Sie bekommen ab sofort kein Geld mehr, eine Sperrzeit beim Bezug von Arbeitslosengeld und möglicherweise noch eine Strafanzeige. Der Weg zum Anwalt ist unumgänglich. Sollten Sie wegen Fehlverhaltens eine Anhörung durch den Arbeitgeber erhalten, sollten Sie sich ebenfalls sofort beim Anwalt oder einer Anwältin melden. Der Arbeitgeber bereitet hier nämlich schon die Kündigung vor. Das Gleiche gilt, wenn Sie vom Betriebsrat die Information bekommen, dass er den Arbeitgeber zu einer Kündigung angehört hat.

Unklare Begründung der Kündigung

Regelmäßig begründet der Arbeitgeber die Kündigung nicht. Das muss er auch nicht. Auch diese Kündigungen müssen innerhalb der geschilderten Fristen angegriffen werden. Im Kündigungsschutzprozess muss der Arbeitgeber dann die Kündigungsgründe offenbaren. Viele Arbeitgeber „verstecken" die eigentlichen Kündigungsgründe hinter einer betriebsbedingten Kündigung. Sie behaupten zum Beispiel, dass der Arbeitsplatz des jeweiligen Arbeitnehmers weggefallen sei. Aber auch solche sogenannten betriebsbedingten Kündigungen lassen sich in der Praxis gut angreifen. Das gilt umso mehr, je deutlicher wird, dass die vermeintlichen betriebsbedingten Erfordernisse nur vorgeschoben sind.

Was tun bei Erhalt einer Kündigung?

Wenn Sie eine Kündigung erhalten, gibt es keinen wichtigeren Schritt als den Anruf bei einem Anwalt. Wählen Sie einen auf Kündigungsschutz spezialisierten Fachanwalt für Arbeitsrecht. Versuchen Sie so schnell wie möglich ein Gespräch mit dem Anwalt zu führen, möglichst noch am selben Tag. Für die Kündigungsschutzklage hat man zwar drei Wochen Zeit, andere (zusätzliche) Maßnahmen, wie zum Beispiel die Zurückweisung der Kündigung, müssen innerhalb weniger Tage geschehen. Viele Anwälte bieten kostenlose telefonische Erstgespräche an.

ANWALTSSUCHE: AUGEN AUF! Meiden Sie Anwaltskanzleien, die von Ihrer Rechtsschutzversicherung empfohlen werden: Der Versicherer hat in der Regel ein Interesse, die Kosten möglichst niedrig zu halten. Ihr Interesse ist jedoch eine effiziente und bestmögliche Vertretung. Das ist nicht immer die billigste Variante.

Ablauf des Kündigungsschutzprozesses

Selbst wenn der Arbeitgeber im Kündigungsschutzprozess relativ gute Karten hat (was eher selten der Fall ist), hat er bei professionellem Verhalten Ihrerseits immer ein erhebliches Risiko. Zum einen muss der Arbeitgeber die Kündigungsgründe vollumfänglich darlegen und beweisen, zum anderen muss er alle im Einzelfall notwendigen gesetzlichen und gerichtlichen Vorgaben (zum Beispiel Schriftform, Fristen, Betriebsratsanhörung, Abmahnung) penibel beachten.

Dabei gerät der Arbeitgeber häufig in Beweisnot und/oder kämpft mit irreparablen Fehlern bei den Formalitäten. Das führt dazu, dass der Arbeitgeber den Arbeitnehmer nach einem verlorenen Kündigungsschutzprozess zurücknehmen und ihm die (regelmäßig sehr hohe) rückständige Vergütung nachzahlen muss. Wenn der Arbeitgeber das vermeiden will, bleibt ihm nichts anderes übrig, als eine entsprechend hohe Abfindung anzubieten. Hier zocken viele Arbeitnehmer und ihre Anwälte nicht ausreichend. Viel zu früh werden Vergleiche geschlossen nach dem sogenannten Regelsatz von einem halben Bruttomonatsgehalt pro Beschäftigungsjahr. Ein guter Anwalt wird hier nicht nur juristisch sauber agieren, sondern auch richtig pokern.

Natürlich kann es in Ausnahmefällen auch einmal andersherum sein. Vielleicht hat Ihr Chef Sie so lange gemobbt, bis Ihnen die Nerven durchgegangen sind und Sie ihn vor den Kollegen beleidigt haben. Oder Sie sind schon sehr lange krank und haben dem Chef mitgeteilt, dass Sie ohnehin nie wieder gesund werden. Selbst wenn Ihre Chancen auf einen Sieg im Prozess in solchen Fällen gering sind: Auch hier ist eine Kündigungsschutzklage meist sinnvoll.

Man muss versuchen, aus der schlechten Situation durch einen Deal mit dem Arbeitgeber das Bestmögliche herauszuholen, zum Beispiel eine Sperrzeit bei der Bundesagentur für Arbeit hinsichtlich des Bezugs von Arbeitslosengeld zu vermeiden, aus der fristlosen eine ordentliche Kündigung zu machen und eine Strafanzeige zu vermeiden. Vielleicht hat der Arbeitgeber auch Fehler gemacht und man kann daraus Honig für eine Abfindung saugen. Dort können Sie in solchen Fällen ebenfalls nur über eine rechtzeitige Verteidigung gegen die Kündigung (Kündigungsschutzklage und gegebenenfalls Zurückweisung der Kündigung) aufbauen.

Das Arbeitsverhältnis selbst beenden

Im Zuge einer Long-Covid-Erkrankung entsteht oft der Wunsch nach einer Beendigung des Arbeitsverhältnisses.

Eine Eigenkündigung ist häufig eine schlechte Lösung. Natürlich kann man als Arbeitnehmer jederzeit kündigen. In diesem Fall riskiert man jedoch eine Sperrzeit bei Bezug von Arbeitslosengeld. Man bekommt dann die ersten zwölf Wochen kein Arbeitslosengeld, der Gesamtleistungszeitraum kürzt sich um ein Viertel. Um das zu vermeiden, sollte man zunächst ein ärztliches Attest einholen, welches die Kündigung aus medizinischen Gründen nahelegt. Damit sollten dann bei der Bundesagentur für Arbeit vorab die Folgen geklärt werden. Eine verbindliche Zusicherung, dass keine Sperrzeit ausgesprochen wird, erhält man aber selten.

Durch eine Eigenkündigung verliert man außerdem den Job ohne Gegenleistung. Gerade wenn man Kündigungsschutz hat (siehe zuvor, S. 167), verzichtet man damit auf viel Geld. Zudem

KÜNDIGUNG DURCH ARBEITGEBER. WAS TUN?

Für den Fall, dass Sie von Ihrem Arbeitgeber gekündigt werden, hilft die folgende Checkliste, sofort zu handeln.

SOFORT TÄTIG WERDEN

Wenn Sie eine Kündigung erhalten, ist Eile geboten. Wenden Sie sich noch am Tag des Erhalts der Kündigung an einen Fachanwalt für Arbeitsrecht. Viele Anwälte bieten telefonisch kostenlose erste Einschätzungen zu den Möglichkeiten, gegen die Kündigung vorzugehen beziehungsweise eine Abfindung herauszuholen. Hier können Sie auch die Kosten besprechen, wenn Sie keine Rechtsschutzversicherung haben. Basis ist immer die Erhebung einer Kündigungsschutzklage. Diese muss innerhalb von drei Wochen nach Zugang der Kündigung beim Arbeitsgericht erhoben werden. Zusätzlich ist häufig bei Formfehlern auch noch die Zurückweisung der Kündigung möglich. Diese wiederum kann nur innerhalb weniger Tage nach Zugang der Kündigung bei Ihnen geschehen.

NICHT VERUNSICHERN LASSEN

Vor allem wenn sie zum ersten Mal mit einer Kündigung oder gar dem Gang vor Gericht konfrontiert sind, sind Arbeitnehmer oft verunsichert. Sollte man sich nicht besser ohne Klage einigen? Das nutzen Arbeitgeber gern aus. Lassen Sie sich nicht verunsichern! Das kann durchaus Teil einer Strategie des Arbeitgebers sein. Zumindest wenn Kündigungsschutz nach dem Kündigungsschutzgesetz besteht, gibt es zur Klage in der Regel keine sinnvolle Alternative. Die durch eine Klage regelmäßig zu erzielende Abfindung liegt weit über den finanziellen Aufwendungen. Die entstehenden Kosten setzen Sie außerdem von Ihrer Steuer ab.

AUFHEBUNGSVERTRAG

Bietet der Arbeitgeber statt einer Kündigung einen Aufhebungsvertrag an, sollten Sie diesen nur nach Rücksprache mit einem Fachanwalt für Arbeitsrecht unterschreiben. In der Regel ist der Aufhebungsvertrag für den Arbeitnehmer ungünstig, weil er neben anderen Nachteilen auch zu einer Sperrzeit beim Bezug von Arbeitslosengeld führt.

drohen Nachteile beim Bezug von Arbeitslosengeld. Insbesondere wenn der Arbeitgeber seinerseits gegen den Arbeitsvertrag verstößt (etwa durch Mobbing, Kündigung, Abmahnung, Datenschutz, Arbeitsschutz, Überlastung), empfiehlt es sich zunächst, die eigenen Ansprüche geltend zu machen. Das wird dem Arbeitgeber nicht gefallen. Wer hier professionell vorgeht, wird relativ schnell ein Beendigungsangebot vom Arbeitgeber mit lukrativen Konditionen (beispielsweise Abfindung, bezahlte Freistellung, sehr gutes Zeugnis und mehr) bekommen. In der Regel ist ein solches Vorgehen nur mit Betreuung durch einen auf Kündigungsschutz spezialisierten Fachanwalt für Arbeitsrecht effektiv. Unter Umständen können Sie hier erstmals aus Ihrer Erkrankung Kapital schlagen. Arbeitgeber wollen Arbeitnehmer mit unklarer Gesundheitsperspektive regelmäßig loswerden. Das führt zu deutlich verbesserten Angeboten.

Sofort weg?

Wer trotz allem unbedingt kündigen will, weil er zum Beispiel bereits ein neues Jobangebot hat oder weil das oben empfohlene Vorgehen erfolglos bleibt, muss die ordentliche Kündigungsfrist einhalten. Das ist in der Regel kein Problem, soweit man ohnehin arbeitsunfähig krankgeschrieben ist. Wer die Frist aber nicht einhalten will, riskiert maximal eine Vertragsstrafe von einem Bruttomonatsgehalt. Und das auch nur, soweit diese im Arbeitsvertrag ausdrücklich und hinreichend klar vereinbart wurde. Mit Schadensersatzansprüchen für diesen Fall drohen Arbeitgeber zwar häufig. Die Durchsetzung ist aber nahezu unmöglich. In 25 Jahren Tätigkeit vor den Arbeitsgerichten dieser Republik hat zum Beispiel Anwalt Alexander Bredereck keine für den Arbeitgeber erfolgreichen Klagen erlebt.

Vorgezogene Rente

Psychische Erkrankungen sind die häufigste Begleiterscheinung von Long Covid. Gleichzeitig sind sie die häufigste Ursache für eine Frühverrentung. Überlegen Sie aber genau, ob dies der richtige Weg für Sie ist. Arbeit sichert nicht nur das Einkommen, sie wirkt auch stark strukturfördernd, sinnstiftend und identitätsbildend. Viele soziale Kontakte basieren auf der Arbeit. Ist die Arbeit an sich das Problem oder der letzte Arbeitsplatz?

RENTENBERATUNG: Lassen Sie sich von einem Rentenberater ausrechnen, welche finanziellen Folgen ein vorgezogener Rentenbeginn hat. Kleiner Lesetipp dazu: „Früher in Rente", ein Buch der Stiftung Warentest, erhältlich unter test.de/shop.

Wenn sie weniger als drei Stunden am Tag arbeiten können, kommt für gesetzlich rentenversicherte Menschen der Bezug einer Erwerbsminderungsrente in Betracht. Bei bis zu sechs Stunden Arbeitsfähigkeit am Tag eine halbe Erwerbsminderungsrente. Häufig beträgt die Rente weniger als ein Drittel des letzten Bruttogehalts. Wer eine Berufsunfähigkeitsversicherung hat, ist hier regelmäßig bessergestellt. In jedem Fall sollten Sie die finanziellen Folgen einer Berentung vorab genau klären. Gerade bei älteren Arbeitnehmern kann eine Aufhebungsvereinbarung mit Abfindung, Arbeitslosengeld und vorzeitigem Rentenbeginn in der Altersrente der bessere Weg sein.

Was tun bei Mobbing und Bossing?

Unter Umständen räumt ein Gespräch mögliche Schieflagen oder Missverständnisse aus dem Weg.

Erkrankungen wie Long Covid samt einhergehenden Einschränkungen sind oft Ausgangspunkt für Konflikte mit Kollegen und Kolleginnen. Häufige und unvorhersehbare Vertretungssituationen, mangelndes Verständnis für die krankheitsbedingten Einschränkungen führen häufig direkt in Mobbingsituationen. Hier müssen Sie frühzeitig, am besten vorbeugend agieren. Sprechen Sie mit den Beteiligten, versuchen Sie Verständnis für Ihre Situation zu wecken. Informieren Sie sich über den Umgang mit Mobbing bei einer der vielen Beratungsstellen. Suchen Sie verlässliche Verbündete im Unternehmen.

Mögliche Ansprechpartner sind außerdem Vorgesetzte, Betriebsrat oder Schwerbehindertenvertretung. Bleiben Sie sachlich und seien Sie besonders vorsichtig mit dem Wort Mobbing. Wollen Sie wirklich in diese Opferrolle schlüpfen? Einen späteren Aufstieg im Unternehmen können Sie damit in der Regel vergessen. Fast immer ist es besser, sich allein auf die Beschreibung der Handlungen zu beschränken und auf Abhilfe zu drängen.

Bossing ist Mobbing durch Vorgesetzte. Man will Sie zu irgendetwas drängen, etwa zur Eigenkündigung. Manche Chefs verhalten sich aber auch nur unprofessionell, wollen Dampf ablassen oder dem Ärger über Ihre häufigen Ausfälle Luft machen. Dann kann es helfen, sie mit ihren Handlungen zu konfrontieren. Bitten Sie um ein Personalgespräch und beschreiben Sie ruhig und besonnen, was Ihnen nicht gefällt. Sollte das Gespräch keine Wirkung zeigen, bitten Sie um ein weiteres Gespräch, gegebenenfalls im Beisein des Betriebsrats.

OB MOBBING ODER BOSSING: Führen Sie von Anfang an ein Tagebuch. Notieren Sie hier alle Ereignisse mit Datum, Uhrzeit und eventuellen Beweismitteln (etwa Zeugen, Schriftstücke, Mails, SMS, Chats und mehr). So behalten Sie den Überblick und können sicher argumentieren. Wenn dann auch noch rechtsanwaltliche Hilfe notwendig wird, benötigen Sie das Protokoll als Basis für die Geltendmachung von Ansprüchen.

HILFE

Adressen

Register

ADRESSEN

AOK – Long-Covid-„Coach“: https://www.aok.de/pk/long-covid/

AWMF-Leitlinie für Betroffene: https://register.awmf.org/assets/guidelines/020–027p_S1_Post_COVID_Long_COVID_2021–12.pdf

BAG-Selbsthilfe; Long-Covid-Plattform mit Informationen, News, Empfehlungen: long-covid-plattform.de/

BMG – Bundesministerium für Gesundheit, Initiative zu Long Covid: bmg-longcovid.de

BzgA – Bundeszentrale für gesundheitliche Aufklärung: Portal für Betroffene, Infos und Anlaufstellen; longCovid-info.de

Deutsche Rentenversicherung: REHA bei Post- oder Long Covid: deutsche-rentenversicherung.de/DRV/DE/Home/Post-Covid-Themenseite/Post_Covid_node.html

Europäische Agentur f. Sicherheit und Gesundheitsschutz am Arbeitsplatz: „Covid-19-Infektion“ & „Long Covid: Leitfaden für Beschäftigte“: https://osha.europa.eu/de/publications/Covid-19-infection-and-long-Covid-guide-workers

NAKOS-Selbsthilfegruppen in Deutschland: nakos.de/data/Online-Publikationen/2022/NAKOS-Corona-Selbsthilfe-gruppen.pdf

Patientenorganisation der Deutschen Gesellschaft für ME/CFS: mecfs.de/longCovid/
Patientenorganisation der Fatigatio e.V. – Bundesverband ME/CFS: fatigatio.de/

Arzt-/Psychotherapeutensuche:
Bundespsychotherapeutenkammer: https://bptk.de/patient-innen/#psychotherapeutensuche
Long-Covid-Ambulanzen: https://longCoviddeutschland.org/ambulanzen/

Bei privaten Versicherungsstreitigkeiten:
versicherungsombudsmann.de
pkv-ombudsmann.de
bmj.de, Broschüre „Beratungs- und Prozesskostenhilfe“

REGISTER

Die Stiftung Warentest wurde 1964 auf Beschluss des Deutschen Bundestages gegründet, um dem Verbraucher durch vergleichende Tests von Waren und Dienstleistungen eine unabhängige und objektive Unterstützung zu bieten.

Dr. Christine Allwang ist leitende Oberärztin der Klinik für Psychosomatik am Universitätsklinikum rechts der Isar der Technischen Universität München. Sie leitet die Allgemeine psychosomatische Ambulanz und behandelt dort täglich Long-Covid-Patientinnen und -Patienten und unterstützt sie beim Umgang mit ihrer Symptomatik.

Alexander Bredereck ist Fachanwalt für Arbeitsrecht sowie Fachanwalt für Miet- und Wohnungseigentumsrecht. Er betreibt den YouTube-Kanal „Fernsehanwalt" und ist Autor einschlägiger Fachliteratur.

Dr. Robert Weber ist Fachanwalt für Sozialrecht und für Medizinrecht und seit über 20 Jahren praktizierender Rechtsanwalt.

Stiftung Warentest
Lützowplatz 11–13
10785 Berlin
Telefon 0 30/26 31–0
Fax 0 30/26 31–25 25
www.test.de
email@stiftung-warentest.de

USt-IdNr.: DE136725570

Vorstand: Hubertus Primus
Weitere Mitglieder der Geschäftsleitung:
Dr. Holger Brackemann, Julia Bönisch, Daniel Gläser

Programmleitung: Niclas Dewitz

Autorin und Autoren: Dr. med. Christine Allwang, Dr. Robert Weber, Alexander Bredereck
Projektleitung: Lisa Frischemeier
Lektorat: Heike Plank
Fachliche Durchsicht:
Prof. Dr. rer. nat. Andreas Dinkel

Mitarbeit: Merit Niemeitz
Korrektorat: Susanne Reinhold, Berlin
Titelentwurf: Christian Königsmann
Layout: Christian Königsmann
Grafik, Satz: Anna Bakalovic, Berlin
Illustrationen: Anna Bakalovic, Berlin
Bildnachweis: gettyimages: S. 38: Leontura; S. 44: artbesouro, 2. von unten Rudzhan Nagiev; S. 55: Peacefully7, cnythzl; S. 61: palau83, Mikhail Ognev, Alisa Potapovich, SirVectorr, Yasna-Ten, Azam Ishaq, Vadim Sazhnie, cherstva, Ali Kerem, Sigit Mulyo Utomo; studiostockart; S. 71: MADUAart; S. 91: Fourleaflover, VikiVector; S.104: simplehappyart; S. 157: rambo182

Produktion: Christian Königsmann
Verlagsherstellung: Rita Brosius (Ltg.), Romy Alig, Susanne Beeh
Litho: tiff.any, Berlin
Druck: Fromm + Rasch GmbH & Co. KG., Osnabrück

ISBN: 978–3–7471–0658–7

Wir haben für dieses Buch 100 % Recyclingpapier und mineralölfreie Druckfarben verwendet. Stiftung Warentest druckt ausschließlich in Deutschland, weil hier hohe Umweltstandards gelten und kurze Transportwege für geringe CO_2-Emissionen sorgen. Auch die Weiterverarbeitung erfolgt ausschließlich in Deutschland.